PSYCHODYNAMIK **Kompakt**

Herausgegeben von
Franz Resch und Inge Seiffge-Krenke

Joachim Küchenhoff

Sich verstehen im Anderen

Erkenntniswege der Psychoanalyse

Vandenhoeck & Ruprecht

Bibliografische Information der Deutschen Nationalbibliothek:
Die Deutsche Nationalbibliothek verzeichnet diese Publikation in der
Deutschen Nationalbibliografie; detaillierte bibliografische Daten sind
im Internet über http://dnb.de abrufbar.

© 2019, Vandenhoeck & Ruprecht GmbH & Co. KG,
Theaterstraße 13, D-37073 Göttingen
Alle Rechte vorbehalten. Das Werk und seine Teile sind urheberrechtlich
geschützt. Jede Verwertung in anderen als den gesetzlich zugelassenen Fällen
bedarf der vorherigen schriftlichen Einwilligung des Verlages.

Umschlagabbildung: Paul Klee, Geöffnet, 1933/akg-images

Satz: SchwabScantechnik, Göttingen
Druck und Bindung: ⊕ Hubert & Co. BuchPartner, Göttingen
Printed in the EU

Vandenhoeck & Ruprecht Verlage | www.vandenhoeck-ruprecht-verlage.com

ISSN 2566-6401
ISBN 978-3-525-45906-5

Inhalt

Vorwort zur Reihe 7

Vorwort zum Band 9

Vorbemerkungen 12

Teil 1: Der Andere 15
  1.1 Der Andere/die Andere als Alter Ego 15
      1.1.1 Alter Ego als Seelenbegleiter 16
      1.1.2 Alter Ego als Identifikationsobjekt 17
      1.1.3 Alter Ego als Vorbild 18
  1.2 Der Andere/die Andere als Fremde(r) 19
      1.2.1 Der/die Fremde als Voraussetzung jeder Erfahrung 19
      1.2.2 Der Fremde als der unverfügbar Andere
           (vom Objekt zum Anderen) 20
      1.2.3 Wunsch (désir) und Neugier vis-à-vis
           dem Fremdem 22
      1.2.4 Der Fremde als Spiegel der Fremdheit im Selbst ... 23
  1.3 Der Andere als Dritter 23
      1.3.1 Die Anerkennung der Beziehung
           der Anderen untereinander 24
      1.3.2 Die Entlastung durch die dritten Anderen 25
      1.3.3 Die Dritten als Geschwister in Solidarität 26
  1.4 Zusammenfassung 28

Teil 2: Das Andere	32
2.1 Das Negative in der Psychoanalyse	34
2.2 Die produktive Seite des Negativen aus Sicht der Psychoanalyse	36
2.3 Klinische Dynamik der Negativität	39
2.3.1 Die Ebene der Verdrängung	40
2.3.2 Die Ebene der Spaltung	41
2.3.3 Die Ebene der Verwerfung	42
2.4 Grenzen der Positivierung des Negativen	43
2.5 Zusammenfassung	44
Teil 3: Therapeutische Beziehung und die Gabe	46
3.1 Austausch von Worten – der privilegierte Erkenntnisweg in der Psychoanalyse?	46
3.2 Hören und Sprechen als Erkenntniswege der Psychoanalyse	49
3.3 Das Begehren in der Sprache und im Gespräch	52
3.4 Limitationen der Tauschbeziehung	54
3.5 Gabe statt Tausch	55
3.6 Die psychoanalytische Situation als Gabe	58
Teil 4: Verstehen und Negative Hermeneutik	65
Literatur	72

Vorwort zur Reihe

Zielsetzung von PSYCHODYNAMIK KOMPAKT ist es, alle psychotherapeutisch Interessierten, die in verschiedenen Settings mit unterschiedlichen Klientengruppen arbeiten, zu aktuellen und wichtigen Fragestellungen anzusprechen. Die Reihe soll Diskussionsgrundlagen liefern, den Forschungsstand aufarbeiten, Therapieerfahrungen vermitteln und neue Konzepte vorstellen: theoretisch fundiert, kurz, bündig und praxistauglich.

Die Psychoanalyse hat nicht nur historisch beeindruckende Modellvorstellungen für das Verständnis und die psychotherapeutische Behandlung von Patienten und Patientinnen hervorgebracht. In den letzten Jahren sind neue Entwicklungen hinzugekommen, die klassische Konzepte erweitern, ergänzen und für den therapeutischen Alltag fruchtbar machen. Psychodynamisch denken und handeln ist mehr und mehr in verschiedensten Berufsfeldern gefordert, nicht nur in den klassischen psychotherapeutischen Angeboten. Mit einer schlanken Handreichung von 70 bis 80 Seiten je Band kann sich die Leserin, der Leser schnell und kompetent zu den unterschiedlichen Themen auf den Stand bringen.

Themenschwerpunkte sind unter anderem:
- *Kernbegriffe und Konzepte* wie zum Beispiel therapeutische Haltung und therapeutische Beziehung, Widerstand und Abwehr, Interventionsformen, Arbeitsbündnis, Übertragung und Gegenübertragung, Trauma, Mitgefühl und Achtsamkeit, Autonomie und Selbstbestimmung, Bindung.
- *Neuere und integrative Konzepte und Behandlungsansätze* wie zum Beispiel Übertragungsfokussierte Psychotherapie, Schematherapie,

Mentalisierungsbasierte Therapie, Traumatherapie, internetbasierte Therapie, Psychotherapie und Pharmakotherapie, Verhaltenstherapie und psychodynamische Ansätze.
- *Störungsbezogene Behandlungsansätze* wie zum Beispiel Dissoziation und Traumatisierung, Persönlichkeitsstörungen, Essstörungen, Borderline-Störungen bei Männern, autistische Störungen, ADHS bei Frauen.
- *Lösungen für Problemsituationen in Behandlungen* wie zum Beispiel bei Beginn und Ende der Therapie, suizidalen Gefährdungen, Schweigen, Verweigern, Agieren, Therapieabbrüchen; Kunst als therapeutisches Medium, Symbolisierung und Kreativität, Umgang mit Grenzen.
- *Arbeitsfelder jenseits klassischer Settings* wie zum Beispiel Supervision, psychodynamische Beratung, Soziale Arbeit, Arbeit mit Geflüchteten und Migranten, Psychotherapie im Alter, die Arbeit mit Angehörigen, Eltern, Familien, Gruppen, Eltern-Säuglings-Kleinkind-Psychotherapie.
- *Berufsbild, Effektivität, Evaluation* wie zum Beispiel zentrale Wirkprinzipien psychodynamischer Therapie, psychotherapeutische Identität, Psychotherapieforschung.

Alle Themen werden von ausgewiesenen Expertinnen und Experten bearbeitet. Die Bände enthalten Fallbeispiele und konkrete Umsetzungen für psychodynamisches Arbeiten. Ziel ist es, auch jenseits des therapeutischen Schulendenkens psychodynamische Konzepte verstehbar zu machen, deren Wirkprinzipien und Praxisfelder aufzuzeigen und damit für alle Therapeutinnen und Therapeuten eine gemeinsame Verständnisgrundlage zu schaffen, die den Dialog befördern kann.

Franz Resch und Inge Seiffge-Krenke

Vorwort zum Band

Die Anliegen der Psychoanalyse erfordern angemessene Erkenntnismethoden: Kann manchmal ein Denken jenseits von Eindeutigkeit und Geradlinigkeit dem Erkenntnisgegenstand des seelischen Innenlebens eher angemessen sein? Schon der Titel des Buches ist zweideutig gewählt. So bildet »der Andere« das menschliche Gegenüber, dem wir dialogisch zugewandt sind, »das Andere« hingegen umfasst jene Intentionen und Gefühle, über die das Selbst nicht jederzeit selbstreflexiv verfügen kann. Innere und äußere Spiegelungen stehen in einem dynamischen Wechselverhältnis.

Im ersten Teil des Buches geht es um die Frage, wer der Andere »als Mitmensch« ist. Der Andere kann als »Alter Ego« das zweite Ich sein oder als Seelenbegleiter und Identifikationsobjekt fungieren. Der Andere kann aber auch das Fremde verkörpern und als unverfügbares Wesen oder als Wunschobjekt unerreichbar bleiben. Jedenfalls ist der Fremde ein Spiegel der Fremdheit im Selbst. Im Anderen als Dritten kommt zum Ausdruck, dass der Andere noch Anderen verpflichtet sein kann. In jeder Form unterstützt der Andere das Selbst in seinem Wachstum. Die Erkenntnis der Differenz geht mit einem doppelten Gewinn einher: Im Dialog entwickelt sich das Selbst, die Verankerung der Erfahrung »in dem Zusammenwirken mit Dritten« gibt auch Sicherheit. Das soziale Miteinander bedeutet den Verzicht auf utopische Wünsche des »im Anderen Gehaltenseins« zugunsten einer wechselseitigen Solidarität, die Zugehörigkeit ermöglicht.

Der zweite Teil definiert das Andere in der Person über den Begriff des »Negativen«. Das Negative ist das, was fehlt. Es handelt sich dabei um die unvermeidbare Unvollkommenheit, den Mangel, aber auch um das Übel, das dem Menschen Leid und Krankheit zufügt. Diesem »Malum physicum« wird ein »Malum metaphysicum« gegenübergestellt. Damit sind die Brüche im Selbstverhältnis durch das Unbewusste, die Brüche zwischen Trieb und Sprache sowie die Brüche in den Beziehungen als »konstitutive Mängel« gemeint. Dem Negativen wird auch eine produktive Seite abgewonnen. Aber nicht in allen klinischen Phänomenen, denen wir begegnen, kann ein Sinn gefunden werden. Es gibt auch unverstehbares Leid, das nicht »in Sinn umgemünzt« werden kann und soll.

In Teil drei wird die therapeutische Beziehung näher analysiert. Hören und Sprechen bilden dabei Erkenntniswege der Psychoanalyse. Der Austausch von Gedanken und Worten kann jedoch nicht als Tauschbeziehung konzeptualisiert werden. Vielmehr geht es um das Konzept »der Gabe« nach dem Ethnologen Marcel Mauss. Die Beziehung in der Psychoanalyse ist nicht nach dem Prinzip des Warentausches zu denken, sondern durch das »Schenken« als wechselseitiger Prozess charakterisiert. Dieser definiert sich nicht durch Reziprozität, sondern als eine »rückkehrlose Aussendung« und die Annahme derselben durch den Anderen. Psychoanalytische Erkenntnis bildet sich aus der Gabe des Gesprächs nachträglich heraus. Ebenso werden in der Sprache Zusammenhänge aufgedeckt, die zuvor verborgen geblieben waren, als auch Worte in anderen klinischen Zusammenhängen gefunden, wo vorher Zusammenhänge gar nicht denkbar waren.

Teil vier handelt vom Verstehen, das als negative Hermeneutik konzeptualisiert wird. Etwas verstehen zu wollen, bedingt »im Verfahren selbst eine Negativität«, was eine »Einklammerung« der normalpsychologischen Erklärungsversuche bedeutet. Das Andere als das Negative ist der Erkenntnisgegenstand. Zuhören und freie Assoziation bemühen sich, »eine Leere herzustellen«, eine Voreingenommenheit zu suspendieren. Die Negation des eingespielten Verstehens ist die Voraussetzung. Sie soll eine Öffnung auf ein neues ungewohntes Verstehen ermöglichen. Ein solcher Prozess kommt an kein dauerhaftes Ende.

Sich auf dieses fundierte Buch einzulassen, sich den eröffneten Perspektiven zu stellen, die kulturphilosophisch klargestellten Zusammenhänge zu erfassen und einfach die unterschiedlichen Erkenntniswege zu ermessen, ist keine »risikoreiche Beziehung«, sondern eine bereichernde Begegnung mit dem Autor.

Franz Resch und Inge Seiffge-Krenke

Vorbemerkungen

Wer einmal an Leitlinien-Konferenzen teilgenommen hat, hat erlebt, wie wissenschaftstheoretische Standpunkte keineswegs abstrakt, sondern höchst folgenreich sind. Denn was als empirisch belegt gilt, das allein hat in den Leitlinien eine Chance. Was aber als Datum ernst genommen wird, darüber entscheidet das gerade gültige epistemologische Modell. Die Psychoanalyse hat auch da durchaus keinen schlechten Stand. Mehr und mehr werden Untersuchungen publiziert, die den Standards der positivistischen Wissenschaften genügen und belegen, dass psychoanalytisch fundierte Verfahren wirksam sind. Und dennoch hinkt psychoanalytische Forschung den Ansprüchen der Scientific Community, die das Terrain sichtet und aufteilt, hinterher. So sehr zu wünschen ist, dass ihr auch in diesem Bereich Flügel wachsen, so gut verständlich bleibt, dass viele Psychoanalytikerinnen und Psychoanalytiker sich nicht beflügelt, sondern auf ihrem Weg behindert fühlen. Denn die Wege der psychoanalytischen Erkenntnis folgen anderen als den gängigen empirischen Richtungen.

Für viele Wissenschaftsbereiche bleibt unwidersprochen, dass sie für sich in Anspruch nehmen, ihrem Erkenntnisgegenstand angemessene Erkenntnismethoden einzusetzen. Die Psychoanalyse hat es da schwerer, weil sie sich – als eine Querschnittswissenschaft – ihren Weg durch sehr heterogene Felder bahnen muss. Sie soll der Medizin genügen, weil sie doch auch Heilkunst ist. Sie soll sich im Bereich der Sozial- und Gesellschaftswissenschaften und der Psychologie behaupten. Sie wird von Philosophen und Kulturwissenschaften rezipiert und zu einem gehaltvollen Gespräch herausgefordert. Sehr leicht kommt sie dabei von ihrem eigenen Weg ab oder findet ihn gar nicht erst.

Angemessen aber muss für die Anliegen der Psychoanalyse ihre ganz eigene Erkenntnismethode sein. Unbewusstes lässt sich nun einmal nicht in einer umstandslosen Unmittelbarkeit erfassen, sonst wäre es nicht mehr unbewusst. Dass aber der beste Weg der Erkenntnis nicht immer die kürzeste Linie zwischen zwei Punkten sein kann, sondern dass der Umweg, die Mäander, vielleicht sogar die Weglosigkeit privilegiert und nobilitiert werden müssen, das fällt vor allem den Geradlinigen unter den Forschern und Praktikern oftmals schwer.

Der Titel des vorliegenden Buchs ist bewusst zweideutig gewählt. Die Formulierung »sich verstehen im Anderen« erlaubt es, dem Anderen zwei Bedeutungen und zwei Geschlechter zuzuordnen; einmal lässt sie sich lesen als »das Andere«, dann wieder als »der Andere«. Sich selbst zu verstehen, bedeutet immer auch, das Andere seiner selbst, die Intentionen und Gefühle, über die das eigene Selbst nicht verfügt und die ihm widerfahren, sehen und berücksichtigen zu können. Das aber gelingt nicht allein in der stillen Selbstreflexion. So wie die eigene Person sich von Anfang an in Beziehungen und im Bezug zu anderen Menschen bildet, so erweitert sich das Verstehen meiner selbst durch den Anderen, durch meine Spiegelung im und durch den Anderen, durch die gemeinsame Gestaltung von Beziehungen vor aller Reflexion. Deshalb beanspruchen Beziehungsqualitäten in der Psychoanalyse nach wie vor einen herausragenden Stellenwert, von denen Übertragung und Gegenübertragung, freie Assoziation und gleichschwebende Aufmerksamkeit am häufigsten betont werden.

Im Buchtitel enthalten ist bereits die einfache Gliederung der Inhalte. Wie sich über den Anderen das Andere anzeigt und vermittelt, um das Verstehen zu fördern, diese Wege werden in diesem Buch beschrieben. Daher werden die im Titel verwendeten Begriffe nacheinander aufgegriffen und bearbeitet: der Andere, das Andere, die Erkenntniswege der psychoanalytischen Praxis und schließlich das Verstehen.

Das Buch beginnt im ersten Teil mit einer Klärung der Rollen, die der oder die Andere in der Beziehung überhaupt einnehmen kann. Denn die Rede vom Anderen soll nicht zu einer Leerformel werden, sondern anschaulich und greifbar werden. Es geht im zweiten Teil ein auf die Qualität der Andersheit; wenn etwas anders ist, dann bestimmt es sich ja gerade durch etwas Negatives, dadurch also, dass es nicht so ist, wie es der Erwartung entspricht, dass es sich dem reflektierenden Zugriff oder der Handlungskompetenz entzieht. Die Andersheit wird daher durch das Merkmal der Negativität zu fassen versucht. Im dritten Teil werden die Erkenntnisse der ersten beiden Teile zusammengeführt und auf die analytische Erfahrung in der Therapie bezogen. Dabei steht die therapeutische Beziehung im Mittelpunkt, die es ermöglichen kann, sich im Anderen zu verstehen. Im vierten Teil wird das Verstehen allgemein und insbesondere das psychoanalytische Verstehen untersucht und gezeigt, dass dieses sich durchaus mit den neuen Ansätzen der Hermeneutik als einer Lehre vom Verstehen vereinbaren lässt.

Das Buch baut auf vielfältigen Gedanken und Konzepten zur Erkenntnistheorie der Psychoanalyse auf, die mich in den letzten Jahren besonders beschäftigt haben, führt sie zusammen und führt sie fort. Einige frühere Publikationen will ich hervorheben, die Teile des vorliegenden Buchs vorbereitet und strukturiert haben. Überlegungen zur Negativität finden sich u. a. in Aufsätzen aus den Jahren 2012 (Küchenhoff, 2012c) und 2015 (Küchenhoff, 2015) und Gedanken zur Relevanz des Konzeptes der Gabe für die Erkenntnisbedingungen der psychoanalytischen Kur in anderen Arbeiten des Jahres 2012 (Küchenhoff, 2012a) und 2013 (Küchenhoff, 2013). Außerdem verdanken sich einige epistemologische Entwürfe dem gemeinsam mit Rolf-Peter Warsitz veröffentlichten Buch zum Verständnis der Psychoanalyse als einer eigenständigen Form der Erkenntnistheorie (Warsitz u. Küchenhoff, 2015).

Teil 1: Der Andere

In diesem ersten Teil geht es mir darum, zu beschreiben, wer der Andere als der Mitmensch ist, durch den und mit dem es möglich sein könnte, sich selbst zu verstehen. Wer also ist das menschliche Gegenüber, der Gesprächs- oder Kommunikationspartner? Was kann es oder er für meine Selbstfindung und Selbsterkenntnis tun? Diese Fragen sollen für den Anderen allgemein, zugleich aber immer auch im Blick auf den Anderen in der psychoanalytischen Therapie beantwortet werden.

1.1 Der Andere/die Andere als Alter Ego

Wenn der Andere mir ähnlich ist, dann kann ich mich in ihm wiederfinden. Wenn er mir zeigt, wie er sich verhält, wenn er formuliert, was er empfindet und erlebt, bahnt das den Weg zu meinem eigenen Verhalten und Erleben. Er kann mich stützen, wenn er an meiner Entwicklung wohlwollend und als Vorbild teilnimmt. Der Andere erscheint dann als Freund, der mir so nah ist, dass er wie ein zweites Selbst erscheint, als Alter Ego. In seinem Text »De amicitia« hat Cicero vom »alter idem« gesprochen, was ja eine paradoxe Formulierung ist: ein anderes Selbes (Cicero, 1966, S. 92, Absatz 80). So heißt es im lateinischen Original: »verus amicus […] est […] tamquam alter idem (Ein wahrer Freund ist gleichsam ein zweites Selbes).« Unsere Redensart vom Alter Ego geht auf eine Adaptation des Cicero-Zitats zurück, die Seneca vorgenommen hat. Das Alter Ego ist das zweite Ich. So schwächt die uns gewohnte Redewendung die

Paradoxie ab, ohne dass aber das von ihr aufgebaute Spannungsfeld vollends entschärft würde.

In welcher Hinsicht kann der/die Andere das Verstehen des eigenen Selbst in der Rolle des Alter Ego fördern? Mehrere Dimensionen lassen sich unterscheiden.

1.1.1 Alter Ego als Seelenbegleiter

Psychopompos, Seelenbegleiter, wurde der Gott Hermes genannt, der die Seelen in die Unterwelt zu geleiten hatte. Diese Aufgabe übernimmt in Dantes »Commedia« (Dante, 2012) der antike Dichter Vergil, der Dante auf seiner Reise durch die Hölle führt und ihn unterstützt. In der christlichen Religion behüten die Schutzengel den ihnen anvertrauten Menschen persönlich. Bruno Ganz' Engel im »Himmel über Berlin«, dem Film von Wim Wenders, verkörpert einen bereits in dieser Aufgabe reduzierten Begleiter, der nur noch ganz nah und präsent ist, aber nichts mehr bewirken kann.

Jede Empathie lebt davon, dass sich der Eine an die Stelle des Anderen setzt. Die mütterliche Reverie, das träumerische Ahnungsvermögen der Mutter, das Wilfred R. Bion beschreibt, geht sogar noch weiter: Die Mutter spürt in gewisser Weise mehr als das Kind, weil das Kind noch gar nicht einen Subjektstatus erreicht hat, der mit Wollen und Wünschen verbunden werden könnte. Für die klinische Praxis der Psychoanalyse, gerade in der Therapie schwerster seelischer Leiden, ist diese Figur Gemeingut geworden; Containing oder projektive Identifikation sind Leitbegriffe für die Aufgabe des Anderen, hier: des Therapeuten, stellvertretend Bedeutungen zu ahnen und unerträgliche Gefühlszustände des Analysanden oder Patienten für ihn, an seiner Stelle, zu verstoffwechseln (Kahlenberg, 2010). Gaetano Benedetti (1992) hat für die Behandlung psychotisch kranker Menschen den schönen Begriff des Übergangssubjekts gewählt. Übergangserfahrungen sind Erfahrungen geteilter Kreativität. Identifikation mit dem Patienten, dessen Subjektivität verschüttet oder verborgen ist, führt zu einer geteilten gemeinsamen Erfahrung, die in der Psychosentherapie zu einer besonderen Übergangserfahrung, dem »Übergangssubjekt« führt. Es erfordert nicht nur großen Mut, sich mit dem Kranken zu identifizieren, sondern kann für den Therapeuten eine Bereicherung der eigenen Subjektvorstellung bedeuten. Der Therapeut leiht gewissermaßen seine Subjektivität aus, die sich in diesem Prozess aber auch entwickelt und verändert (vgl. Küchenhoff, 2012d, S. 79 ff.). Schließlich lässt, damit das Verständnis des Analysanden für sich selbst wächst, der Therapeut oder die Therapeutin die aufgenommenen und bewahrten Emotionen in verdaulicher Form zurückfließen zum Anderen, von dem sie ihren Ausgang genommen haben.

1.1.2 Alter Ego als Identifikationsobjekt

Ging es soeben darum, dass der oder die Andere sich mit mir identifiziert und dadurch mein Selbst stützt oder entwickelt, geht es in umgekehrter Richtung auch darum, dass das Selbst durch Identifikation mit anderen sich selbst kennenlernt oder allererst bildet. Dann ist der Andere nicht nur Alter Ego, sondern in gewisser Weise sogar primäres oder vorgängiges Ego. Das eindringlichste und radikalste Beispiel stammt von Jacques Lacan, der in seinem Aufsatz »Das Spiegelstadium als Bildner der Ichfunktion« (Lacan, 1975a) beschrieben hat, wie das Selbst insgesamt, wie Selbstbild und Selbstbewusstsein primär entstehen am Ort des Anderen, nämlich indem sich das Kind beim Blick auf den Anderen mit einem Einheitsbild identifiziert, es also für sich übernimmt, zu einer Zeit, wenn es sich in seiner Ganzheit noch nicht selbst spüren und empfinden kann.

Dieses Alter Ego als Identifikationsobjekt ist wohl der Nebenmensch, von dem Freud spricht, wenn er sagt: »Am Nebenmenschen lernt der Mensch erkennen.« Im »Entwurf einer Psychologie« (Freud, 1895, S. 426) wird an gleicher Stelle der Nebenmensch definiert als »ein Objekt, das die W [sic; die Wahrnehmung; J. K.]) liefert und dem Subjekt ähnlich ist«. Das eigene Erkenntnisvermögen entsteht durch Übernahme von Funktionen des Anderen, und diese Übernahme kann unterschiedlich ausgedehnt und tiefgreifend sein. Sie beginnt in kleinem Umfang bei der Imitation, der Nachahmung, sie geht über in die soeben schon erwähnte Identifikation, erweitert sich in der Introjektion, bei der Teile des Anderen im eigenen Selbst verankert werden, und endet bei der Inkorporation, dem körpernahen und weitgehenden Sich-zu-eigen-Machen des Anderen, so als verschlinge man ihn oder sie.

Die suchende Haltung, die der Psychoanalytiker oder die Psychoanalytikerin in der therapeutischen Sitzung vorlebt, kann beispielsweise zur Identifizierung einladen, sodass der Analysand oder Patient selbst im Umgang mit sich selbst nach Motiven und versteckten Impulse suchen wird.

1.1.3 Alter Ego als Vorbild

Nun identifiziert sich, das wissen wir spätestens seit 1923, dem Erscheinungsjahr von »Das Ich und das Es« (Freud, 1923b), das Selbst mit dem Anderen nicht nur im Ich, also in bestimmten Funktionen seines Erkennens, Handelns und Fühlens, und nicht nur in der Selbstvorstellung, sondern auch in seinen Idealen und Zielen.»tamquam exemplar aliquod intuetur sui« (Cicero, 1966, S. 32, Absatz 23), heißt es bei Cicero; wer auf den Freund schaut, sieht gleichsam ein Vorbild seiner selbst. Der Andere erscheint als gutes oder schlechtes, überhöhtes oder erreichbares Ichideal. Als Ichideal gibt er oder sie die Ziele vor, denen das Selbst immer nachstrebt. Auch das Alter Ego im Sinn des Vorbilds bleibt nicht äußerlich, sondern wird zu einer Stufe, einer Instanz im Ego, die die Selbstzufriedenheit prägt und alle Lebensziele imprägnieren kann. Wir wissen auch, dass der Andere nicht einfach in seiner Lebenswirklichkeit als Vorbild dient, sondern dass transgenerational, von Generation zu Generation also, der Ehrgeiz, die Wunschbilder von dem, was erreicht werden soll, weitergereicht werden. Dann ist streng genommen nicht der Andere Vorbild, sondern das Vorbild des Anderen – was das Ganze nicht nur kompliziert, sondern auch schlimmer macht, weil dann die – oft unerreichbaren – Ziele und Ideale nicht korrigiert, sondern gleichsam weitervererbt werden.

Bislang ist der Andere als Alter Ego, als Seelenbegleiter, als Identifikationsobjekt, als Vorbild erschienen. In allen Dimensionen ist der

Andere für das Selbst da, an ihm wächst das Selbst, mit seiner Hilfe kann es sich entwickeln. Der Andere erscheint in jedem Fall in einer positiven, einer fördernden, einer bereichernden Rolle. Aber darin erschöpft sich seine Bedeutung nicht.

1.2 Der Andere/die Andere als Fremde(r)

Der Andere oder die Andere stellt nicht nur positiv, sondern auch negativ einen Entwicklungsanreiz dar, der mindestens ebenso entscheidend ist. Denn der Andere ist nicht das, was er erst einmal vorzugeben scheint. Der Andere entzieht sich – so können wir aktivisch formulieren, und so, als aktiver Rückzug, als Enttäuschung mag es oft erlebt werden, wenn der Andere nicht in der Alter-Ego-Funktion aufgeht. Richtiger, das heißt sachangemessener, ist es, zu sagen, dass der Andere nicht immer als Alter Ego zur Verfügung steht, dass er auch und immer wieder der Fremde ist. Und gerade dadurch wird er zum wesentlichen Faktor der psychischen Entwicklung.

1.2.1 Der/die Fremde als Voraussetzung jeder Erfahrung

Zunächst ist ein kleiner philosophischer Umweg nötig, der aber wieder hinführt auf das psychoanalytische Thema.

Das, was ich als mein Eigenes erkenne und anerkenne, bestimmt sich durch die Abgrenzung von etwas anderem, das dem Eigenen dann als etwas Fremdes gegenübersteht. Jede Definition geschieht durch Abgrenzung, das genau besagt ja das aus dem Lateinischen entlehnte Wort Definition, und auch für die Selbstdefinition gilt, dass sie durch Abgrenzung ermöglicht wird. Nur im Umgang mit Fremdem, mit dem, was nicht mit mir nahe verbunden ist, das anderswo steht, von woanders her sich bestimmt, erkenne ich mich selbst. Das Fremde ist deshalb Teil der Erfahrung, nur in dem Zusammenwirken mit Fremdem entsteht Erfahrung. Zugespitzt formuliert lässt sich sagen: Fremdheit ist nicht etwas der Erfahrung Fremdes, sondern ihr Kern.

Wohl kein anderer zeitgenössischer Philosoph deutscher Sprache hat sich so genau und gründlich der »Topographie des Fremden« (1997), dem »Stachel des Fremden« (1990) gewidmet wie B. Waldenfels. Im nachfolgenden Zitat wird diese Erkenntnis noch einmal umschrieben: »Fremderfahrung bedeutet nicht, dass Eigenes und Fremdes, Eigenleib und Fremdleib, Muttersprache und Fremdsprache, Eigenkultur und Fremdkultur einander gegenübertreten wie Monaden, die in sich abgeschlossen sind. Eigenes, das gleichursprünglich mit dem Fremden auftritt und aus der Absonderung von Fremdem entsteht, gehört einem Zwischenbereich, der sich mehr oder weniger und auf verschiedene Weise ausdifferenziert. Am Anfang steht nicht die Einheit einer eigenen Lebensform […], sondern am Anfang steht die Differenz […]. Wer wäre ich und was wäre mir zu eigen, wenn sich meine Eigenheit nicht von anderem absetzen würde?« (Waldenfels, 2006, S. 117).

Dieser fundamentale Zusammenhang zwischen Eigenem und Fremdem gilt auch und besonders für den interpersonalen Zusammenhang. Selbst und Anderer bilden sich gleichzeitig aus. Freud hat diesen Zusammenhang in seinem kleinen Text zur Verneinung (1925h) als aktiven Vorgang beschrieben. Das Ich erzeugt die Außenwelt dadurch, dass es das, was ihm widerstrebt, auslagert und nach außen projiziert; dadurch entsteht es allererst selbst. Die Entwicklungspsychologie beschreibt diesen Vorgang als allmähliche Verfeinerung der Wahrnehmungskompetenz. Am Anfang steht die Differenz, ob bloß passiv erfahren oder aktiv hergestellt, das soll hier nicht interessieren.

Dieser bislang sehr allgemein und phänomenologisch beschriebene Sachverhalt gilt auch für den Anderen als Fremden, auf den ich nun zurückkomme.

1.2.2 Der Fremde als der unverfügbar Andere (vom Objekt zum Anderen)

Der Andere ist für mich ein Alter Ego. Er oder sie wird aber auch als Objekt begehrt. Er ist das, was ich suche, was ich mir wünsche, von dem ich mir die Erfüllung meiner Wünsche erwarte. Die Psychoanalyse nutzt nach wie vor den aus der Triebpsychologie stammenden Begriff der Besetzung. Das Objekt wird Gegenstand des eigenen unbewussten Begehrens, das heißt, es wird besetzt. Der Begriff schillert, er kann seine militaristischen Konnotationen nie gänzlich abstreifen. Und eigentlich sind sie adäquat und sachdienlich. Das eigene Begehren macht ja aus dem Anderen ein Objekt. Im Anderen wird etwas gesehen, erwünscht, befürchtet, das den eigenen unbewussten Bildern entspricht. Der Andere als Fremder geht aber in dieser Objektfunktion nicht auf. Dadurch wird er zu einer Enttäuschung. Der Versorgungsanspruch eines allzu oral bedürftigen Menschen, der Wunsch nach passiver Bemutterung beispielsweise, wird sich weder in noch außerhalb der Psychoanalyse in den Beziehungen jemals stillen lassen. Diesen Mangel an Erfüllung eines unbewussten Wunsches muss der Mensch, der eine Psychoanalyse unternimmt, erfahren und auch durcharbeiten können. In objektbeziehungspsychologischen Begriffen gesprochen: Er muss erkennen, dass das Objekt des Begehrens nicht das leisten kann, was es leisten soll. Damit ist eine Ent-täuschung verbunden, also eine Aufhebung von Täuschung.

Für die therapeutische Beziehung und die Übertragung heißt das: Der Analytiker, begehrt als immer gute Mutter, ist nicht die Inkarnation dieser Mutter. Anerkannt werden muss also nicht nur das Begehren, sondern auch die ihm inhärente Enttäuschung. Der Andere ist immer auch anders, immer auch ein Anderer als das Objekt, das er zu sein hat in der Übertragungssituation. Zugleich wird die Andersheit des Anderen, die Ferne des Anderen, gerade in der Nähe des Begehrens, auch anzuerkennen sein. Es geht um die Unauflösbarkeit eines Restes, der die Andersheit des Anderen ist. Beide Formen der Anerkennung des Anderen sind auf diese Weise eng miteinander verbunden. Psychoanalytische Therapie löst das Spannungsfeld zwischen den (inneren) Objekten und dem Anderen nicht auf. Im Gegenteil, sie verhilft zu dessen Bewusstwerdung. Ziel der Analyse ist es, dass aus den Objekten immer wieder auch Andere werden können, also Subjekte, zu denen wir einen Bezug herstellen, die objekthaft besetzt werden können, aber nicht in dieser Besetzung aufgehen.

1.2.3 Wunsch (désir) und Neugier vis-à-vis dem Fremdem

Eigentlich und genauer müssen wir sagen: Gerade dadurch, dass ein Bedürfnis (besoin, in der Lacan'schen Terminologie) oder ein Anspruch (demande) nicht befriedigt wird, entsteht, in der Erfahrung des Mangels, überhaupt erst das Begehren (désir). Die Versagung bildet Erfahrung: »Denken ist etwas, das auf Schwierigkeiten folgt und dem Handeln vorausgeht«, sagt Me-Ti in Brechts gleichnamigem Buch (Brecht, 1971). A forteriori gilt dieser Satz für das unbewusste triebhafte Verlangen, eben das Begehren. Das Begehren ist etwas, so ließe sich der Satz umformulieren, das auf die Enttäuschung an der illusionären omnipotenten Versorgung durch das Objekt folgt und das Unbewusste gestaltet. Dadurch, dass der Andere nicht in der Objektfunktion aufgeht, werde ich also meiner eigenen Wunschwelten überhaupt erst inne. So hilft mir der Andere dabei, gerade da, wo er fremd ist und fremd bleibt, mich selbst in der eigenen fremden Welt des unbewussten Verlangens zu beheimaten.

Weil aber der Andere fremd bleibt, wird er zum Gegenstand meiner Neugier. Jessica Benjamin spricht von der Lust des Kindes, mit der äußeren Realität in Verbindung zu treten. Für sie ist die paradoxe Erfahrung von Zusammensein und Anderssein ein entscheidendes Entwicklungsprinzip. Sie beschreibt es als »die paradoxe Mischung von Anderssein und Zusammensein: du gehörst zu mir – und doch bist du nicht (mehr) Teil von mir. Zur Freude, die dein Dasein mir bereitet, gehört beides: meine Verbindung zu dir und deine unabhängige Existenz« (Benjamin, 1993, S. 18).

Freude an der Wahrnehmung der selbstständigen Existenz des Anderen, dies scheint mir das Ergebnis auch von Psychoanalysen zu sein: das Wecken von Neugier in einem ganz ausdrücklichen Sinne, an der Fremdartigkeit der Welt, am Geheimnis des Anderen, der sich als Anderer immer wieder entzieht, die es nicht restlos zu erobern gilt, einer Welt, die dennoch nicht feindselig oder unerreichbar erlebt werden muss, auch wenn sie sich nicht ganz erobern lässt und als Welt in ihrem eigenen Recht erscheint.

1.2.4 Der Fremde als Spiegel der Fremdheit im Selbst

Der Andere ermöglicht es mir, weil er in meinen Wunschwelten nicht aufgeht, diese meine Wunschwelten überhaupt erst kennenzulernen. Die Erfahrung der oder des Fremden, der Person also, die dem Eigenen gegenübersteht und sich immer wieder entzieht, ermöglicht es mir, meine eigene Fremdheit kennenzulernen, das, was in mir unbewusst mein Verhalten prägt, was mir in meinem Bewusstsein, weil es eben unbewusst ist, fremd ist oder als ein Fremdes gegenübertritt. Der Fremde draußen und das Fremde in mir selbst gehören zusammen. In dem Maße, in dem ich das Fremde in mir kennenlerne, kann ich toleranter werden gegenüber der fremden Person, die mir gegenübertritt. Umgekehrt gilt aber auch: Je besser ich tolerieren kann, dass der Andere auch und immer wieder auch ein Fremder ist, kann ich das, was mir fremd ist an mir selbst, leichter akzeptieren und integrieren.

»Mit dem Begriff des Freudschen Unbewussten verliert die Einbindung des Fremden in die Psyche ihren pathologischen Aspekt und integriert eine […] Andersheit ins Innere der angenommenen Einheit des Menschen: sie wird integraler Teil des Selbst. […] Die Psychoanalyse erweist sich damit als eine Reise in die Fremdheit des anderen und meiner selbst, hin zu einer Ethik des Respekts für das Unversöhnbare. Wie könnte man einen Fremden tolerieren, wenn man sich nicht selbst als Fremden erfährt?« (Kristeva, 1990, S. 198 ff.). Und einige Seiten später heißt es: »Wenn wir unsere Fremdheit erkennen, werden wir draußen weder unter ihr leiden noch sie genießen. Das Fremde ist in mir, also sind wir alle Fremde. Wenn ich Fremder bin, gibt es keinen Fremden. Deshalb spricht Freud nicht von ihnen« (S. 208).

1.3 Der Andere als Dritter

Der Andere ist noch Anderen verpflichtet. Es gibt nicht nur das Selbst und das Objekt, sondern noch den Dritten, den Vierten, den Fünften. In dem zentralen Konstrukt der Psychoanalyse, dem Ödipuskomplex, wird die Figur der Triangulierung hervorgehoben. Sie besagt, dass das Dreieck der Beziehungen der Generationen – ebenso wie der Geschlechtsunterschied – ein Scheidepunkt wird, und zwar für alle Personen, die an diesem Dreieck teilhaben. Wenn alles gut geht, so lernt schließlich jeder zu erkennen, dass keiner für den Anderen »Ein und Alles« ist, dass es ein Geflecht von Beziehungen gibt, die einander nicht erübrigen, das heißt überflüssig machen.

1.3.1 Die Anerkennung der Beziehung der Anderen untereinander

Der Andere oder die Andere ist für den Prozess der Entwicklung des Selbst nicht nur, wie wir gesehen haben, durch seine Anwesenheit und Alter-Ego-Position wichtig, nicht nur als Fremder ein Stachel und eine beständige Herausforderung, sondern auch dadurch, dass er oder sie nicht nur zu mir, sondern auch zu Dritten und Vierten wichtige Beziehungen unterhält. Und diese Beziehungen entziehen sich meiner Kontrolle. Das auszuhalten ist nicht leicht. Eifersucht ist die häufigste und gewöhnlichste, aber letztlich ineffektive Art und Weise, die Beziehungen zu Dritten unter den Verdacht der Untreue zu setzen und dadurch zu kontrollieren. Eifersucht ist die affektive Begleiterin des Ödipuskomplexes. Das Kind, das sich selbst – wenn alles einigermaßen gut gelaufen ist –, also die eigene Existenz, der Verbindung der Eltern untereinander verdankt, wehrt sich in seiner ödipalen Rivalität genau gegen diese Grundlage des eigenen Lebens. Freud benutzt einen eigenartigen Begriff, um das katastrophische Gefühl des Kindes, ausgeschlossen zu sein, zu charakterisieren. Er spricht von der »Urszene«, Ursprung aller Szenen, weil sie den Anderen oder die Andere als Dritte(n) zum Konflikt werden lässt. Das Kind beobachtet den Koitus der Eltern. Melanie Klein hat Vorläufer dieser Urszenenerfahrungen beschrieben, dort, wo sie vom »combined object« spricht, von Teilobjekten, die schon aus unterschiedlichen Anteilen bestehen, so die Vagina, die den Penis enthält, wo aber noch nicht die Eltern als eigenständige und ganzheitliche, vom Kind abgelöste Objekte figurieren (Klein, 1945/1975). Diese kombinierten Phantasieobjekte lösen beim Kind, das diese Phantasien hat, viel Angst aus, weil sie in ihrer fremdartigen Bildhaftigkeit irritieren und weil sie rein triebhaft und losgelöst von der Persönlichkeit etwa der Eltern erscheinen.

Ist denn die Urszene noch wichtig und die von ihr initiierte Kette von Phantasien in einer Zeit, wo der medial vermittelte Voyeurismus täglich und stündlich befriedigt werden kann? Warum sollte ausgerechnet der elterliche Beischlaf noch wichtig sein? Die kindliche oder kindlich gebliebene Neugier kann sich doch leichter am Fernsehen bedienen. Beinahe jedes Hotel bietet Pornovideos – gegen diskrete Separatrechnungen – an; man möchte nicht so weit gehen, auch noch diese Schaulustbefriedigungen auf die Spesenrechnung zu nehmen. Aber gerade die ständig neue Befriedigung erheischende Schaulust unterstreicht, wie wichtig die Urszenenkonzeption bleibt. Denn der Voyeurismus, der – wie bei Hebbels »Gyges und sein Ring« – die Macht des Blickes absichert, dient geradezu der Abwehr der Urszene, also der Konfrontation mit der Intimität anderer.

Die Urszene ist so die ursprüngliche Einführung in die Triangularität. Sie mag heute andere Formen annehmen als die Beobachtung des elterlichen Beischlafs. Die Anerkennung der Beziehungen Anderer untereinander bleibt so oder so eine entscheidende Entwicklungsaufgabe. Zu Recht gilt die Anerkennung der Liebesbeziehung der Eltern untereinander, ihres Einander-Begehrens (Money-Kyrle, 2015), als eine der drei zu akzeptierenden Lebenstatsachen, Facts of Life, neben der Anerkennung der spendenden Brust und der Tatsache des Todes. Das Kind kommt nicht mit der »triadischen Kompetenz« (Bürgin u. von Klitzing, 2001) auf die Welt, es muss sie aufbauen, also sich bereit erklären, die komplexe trianguläre Realität anzuerkennen und sich darin zu bewegen, sie zu nutzen.

1.3.2 Die Entlastung durch die dritten Anderen

Aber der Dritte im Bunde ist nicht nur die Ursache der Verlusterfahrung und Anstoß für die Anerkennung des Wechselspiels von Anwesenheit und Abwesenheit, von Wunscherfüllung und Mangel, von Konkurrenz und Eifersucht. Vom Dritten ist zugleich auch die Hilfe zu erwarten, die den Schmerz der Enttäuschung am Anderen, von der die Rede war, lindert. Dieser Dritte erscheint als der ruhende Pol und Fluchtpunkt, wenn die dyadische Beziehung zu angespannt wird. Er bietet eine andere, eine alternative Beziehung an. Um auf die zunächst unbegrenzt erlebte Nähe zur Mutter verzichten zu können, braucht das Kind im Vater die Sicherheit, dass es einen Dritten gibt.

Der Dritte tritt freilich nicht zu einer Dyade hinzu, sondern ist von allem Anfang an da; vor der ödipalen Triangulierung gibt es – nach den immer neue Interpretationen provozierenden poetischen Worten Freuds – schon die »erste Identifizierung mit dem Vater der persönlichen Vorzeit« (Freud, 1923b, S. 258). Die persönliche Vorzeit: Das ist wohl die Vorzeit der Person des Kindes. Noch bevor das Kind sich als eigene Person konturiert, bevor es ein Selbst ausgebildet hat, spielt der Dritte schon eine Rolle. Es ist der Verweisungszusammenhang, in dem die primären Bezugspersonen ihr Leben führen, wenn sie sich nicht allzu sehr auf das Kind einstellen, sodass es »Ein und Alles« für die Eltern wird. Insofern ist der Vater der persönlichen Vorzeit auch die Vorzeit des personalen Vaters. Jacques Lacan hat darauf hingewiesen, dass am Dritten nicht nur die Person, sondern die Struktur entscheidend ist. Es geht um eine Position, die nicht in der Beziehung zur Mutter oder zu welcher Bezugsperson auch sonst aufgeht, um ein Drittes längst vor aller Ödipalität, um einen Ort, der eine Kompensation des Verlusts und eine zukunftsgerichtete Trauer ermöglicht. Dies ist der Ort, der von der Ordnung des Symbolischen und der Sprache gebildet wird. Der Dritte ist also ursprünglich und vor dem Anderen als dritte Person ebenso wie als Drittes, das durch die vorbestehenden Ordnungen gestiftet ist. Jede Zwei-Personen-Psychologie greift zu kurz, will sie die intersubjektiven Welten und ihren Niederschlag in der Seele jedes Einzelnen untersuchen.

1.3.3 Die Dritten als Geschwister in Solidarität

Der Dritte muss, darauf wurde bereits hingewiesen, anerkannt werden. Auch wenn Triangulierungen schon immer wirksam sind, so muss ihre Realität, so muss die Gegenwart des Dritten erst mühsam akzeptiert werden. Vom Dritten aus ist der Weg dann nicht mehr so weit zu den Vierten, Fünften oder Sechsten im Bunde. Der große Soziologe Georg Simmel hatte Recht, wenn er den Dritten, also Beziehungen zu dritt, als Grundform der Gruppe und damit der Gesellschaft auffasste (Bedorf, 2003, S. 126 ff.). Nun geht es freilich nicht um die bloße Addition von Menschen, die zusammen sind. Selbst in großen Gruppen kann der Dritte ausgeschaltet werden. Dann sind zwar viele Personen vorhanden, aber es wird eine Triangulierung nicht zugelassen. Horst-Eberhard Richter, der wie kein anderer Psychoanalytiker über Gruppen und Gruppensolidarität nachgedacht hat, wählte als beschreibende Formulierung dessen, was das Dritte ausmacht, die Fähigkeit, die Anderen mitzudenken: »Sich auf eine nicht-entfremdete Weise in Gruppen zu integrieren und von Gruppen integriert zu werden, erscheint mehr wert als alles andere. Das bedeutet für das Individuum, dass es lernen muss, die anderen primär mitzudenken, wenn es sich in der modernen Massengesellschaft überhaupt noch verwirklichen will« (Richter, 1968, S. 69).

Richter spricht nicht von einem Denken an den Anderen oder einem Denken für ihn oder sie, sondern davon, den Anderen mitzudenken, also auch: mit ihm zu rechnen, Verantwortung zu übernehmen für ihn. Nur so ist Solidarität möglich.

Ein Leitbegriff der Französischen Revolution war die Brüderlichkeit; heute würde er Schwesterlichkeit oder Geschwisterlichkeit heißen müssen. Offenbar bilden sich in den horizontalen familialen Beziehungen bevorzugt Formen der Solidarität aus. Geschwisterbeziehungen sind lange Zeit in der Psychoanalyse unterbelichtet gewesen, und wenn sie beachtet wurden, wurden sie unter antagonistischen Prinzipien beschrieben, etwa als Geschwisterneid oder Rivalität. Aber sie lassen sich auch als Beziehungen »komplementärer Bezogenheit« (Sohni, 1995, S. 38) und unter dem Leitfaden koevolutiver Entwicklungslinien (S. 41) beschreiben. Je prekärer und komplexer die vertikalen Beziehungen zwischen den Generationen werden, da in Fortsetzungsfamilien mehrere Personen zu Eltern oder Quasi-Eltern werden, desto mehr garantiert gerade die Geschwisterbeziehung Halt und Kontinuität in der Familie – und eben Solidarität, weil Geschwister in ihrer Kindheit und Jugend oft ähnliche Lasten durch die Beziehungsprobleme der Eltern zu tragen haben. Wenn im fortgeschrittenen Alter der Eltern die Verantwortungen sich umkehren, so wird diese Solidarität in zunehmendem Umfang auf die Probe gestellt, das heißt aber auch, dass sie sich im Erwachsenenalter der Geschwister neu bewähren kann.

1.4 Zusammenfassung

Der Andere unterstützt das Selbst in seinem Wachstum, weil er dieses Selbst fördert, ja auch sich bilden hilft. Er unterstützt es aber nicht nur dadurch, dass er präsent ist und vorhanden ist, sondern auch durch den Entzug, den seine Andersheit mit sich bringt, durch seine Fremdheit, die ihm bei aller Empathie und Zuwendung dennoch als Eigenschaft bleibt. Verhängnisvoll wirkt es sich für den Prozess des Wachsens aus, in der Illusion einer fortwährenden Alter-Ego-Beziehung zu verharren. Der Andere ist eben auch anders, er lässt sich nicht in den Bereich des Eigenen eingemeinden oder zwanghaft unter das eigene Regime unterwerfen, es sei denn um den Preis seiner Fremdheit und damit um den Preis seiner entwicklungsfördernden Möglichkeiten. Der Andere ist auch Anderen verpflichtet und entzieht sich auch deshalb dem ausschließlichen Zugriff des Selbst. Darin immer eine Gefahr oder einen Verlust zu sehen, bedeutet den Verlust der Möglichkeiten, die die Dritten für das Selbst bereithalten können. Dass der Andere mit noch einmal Anderen verkehrt, ist nicht gleichbedeutend damit, dass er sich abwendet, sondern kann heißen, dass die Beziehung zu ihm sich hin auf soziale Integration und Vernetzung öffnet.

Aus der dargestellten psychoanalytischen Konzeption des Anderen geht hervor, wie groß die Entwicklungsschritte von der Selbstbezogenheit zur Anerkennung der Fremdheit des Anderen und der Existenz der Dritten und ihrer Rechte sind. Aber die Psychoanalyse zeigt auch, dass die triangulierende Entwicklung, dass der Umgang mit Differenz, nicht nur mit dem Gefühl von Verlust und Verzicht, sondern auch mit einem doppelten Gewinn einhergeht. Zum einen stört der Andere nicht das Wachstum des Selbst, sondern ermöglicht es geradezu. Zum anderen bedeutet die Verankerung der Erfahrung in dem Zusammenwirken mit Dritten nicht nur die Aufgabe von Privilegien, sondern auch Sicherheit.

Verzichtet werden muss freilich auf alle schnellen und umfassenden heilbringenden Lösungen. Und dieser Verzicht ist für das soziale Miteinanderleben entscheidend. Dass ein Mensch, eine Institution, ein Land, eine Kultur – die Liste lässt sich fortsetzen – allein seligmachend ist, diese Utopie muss verabschiedet werden – immer neu, denn in den eigenen Wünschen wird gleichwohl an dieser Utopie festgehalten. Es gibt keinen Mitmenschen, keine Institution, keine Gruppe, in dessen oder deren Schoß allein man gedeihen kann. Es lohnt nicht, den, der diesen Anspruch, Schoß zu sein, nicht erfüllt, zu erschlagen. Es lohnt nicht, gegen die Anderen, die nicht Teil des Schoßes sind, als Feinde vorzugehen. Solidarität baut also auf Verzicht oder auf Opfer auf.»In der Solidarität offenbart sich ein definierendes Band, das zu Opfern ermutigt. Durch dieses Band, das der Solidarität zugrunde liegt, sehen sich die Beteiligten aufgerufen, ihren Vorteil um der Gruppe willen und um der Gruppenmitglieder willen zu opfern« (Engelhardt, 1998, S. 434).

Auf der anderen Seite der Enttäuschung aber ist es die soziale Welt, in ihren Verzweigungen, den Kontakten, der Kultur, den Institutionen, die einbettet, Zugehörigkeiten und Loyalitäten schafft. In die soziale Welt der Muttersprache und des speziellen kulturellen Umfelds wird man in der Regel hineingeboren; diese Zufälle werden zu den Gewissheiten der persönlichen Vorzeit, die Schutz bieten, Identifizierung ermöglichen, Struktur schaffen. Das Soziale ist der Ort der Identifizierung und der Desidentifizierung, der Ort des Abschieds und der Ankunft, der Zugehörigkeit und der Fremdheit. Das soziale Leben gründet auf der Anerkennung des Anderen als eines Fremden, der nie wirklich ent-fremdet, vertraut werden kann. Und gleichzeitig darauf, dass aus der Erfahrung des Fremden die Grundlage von Toleranz oder von Solidarität entsteht.

Die Psycho- und Beziehungsdynamik des Anderen wurde in drei Hinsichten entfaltet. Der Andere erschien dabei als Alter Ego, als Fremder und als Dritter. Diese Hinsichten aber schließen einander nicht aus, sie folgen auch nicht einfach aufeinander, sondern sie sind miteinander verwoben und bedingen einander. Nur wenn ich im Anderen Halt habe, kann ich seine Fremdheit ertragen. Nur wenn ich meine soziale Welt anerkennen kann, weiß ich die Empathie des Anderen zu schätzen. Nur wenn ich den Anderen in seine Fremdheit entlassen kann, kann ich die Dritten anerkennen; denn die Unerreichbarkeit des Anderen, seine Andersheit, hängt ja mit seinen übrigen, für mich nicht restlos überschaubaren Bindungen an Dritte zusammen. Nur wenn ich die Fremdheit des Anderen anerkenne, kann ich ihn begehren und so zum Vertrauten, ja auch zum Alter Ego machen – der mir sogleich wieder entgleitet. Der Reigen ließe sich fortsetzen. Die verdichtete, dreiteilige und doch einheitliche Figur des Anderen als Alter Ego, als des Fremden und des Dritten soll aber nicht weiter beschrieben, sondern dichterisch-philosophisch mithilfe des folgenden Aphorismus zusammengefasst werden: »Im Scheiden. – Nicht darin, wie eine Seele sich der andern nähert, sondern wie sie sich von ihr entfernt, erkenne ich ihre Verwandtschaft und Zusammengehörigkeit mit der andern« (Nietzsche, 1966, S. 833).

Das Scheiden, die Entfernung, gehört zur Seelenverwandtschaft und Zusammengehörigkeit zwischen Freunden. Friedrich Nietzsche, der Autor des verdichteten kleinen Textes, hat sich von Ciceros Formel des »alter idem«, des anderen Selben, weit entfernt, ohne dass er selbst diesen Abstand markiert oder auf Cicero Bezug nimmt. Ja, er kehrt den Zusammenhang um: Nicht die Übereinstimmung, sondern die Entfernung stiftet die Verwandtschaft zwischen Freunden. – Das Nietzsche-Zitat findet sich in einem anderen Buch, das ich nun erwähne: Jacques Derrida (2000, S. 88) hat sich der »Politik der Freundschaft«, so der Titel des Buchs, gewidmet, das von dem paradoxen Ausspruch ausgeht: »O Freunde, es gibt keine Freunde«, einem Ausspruch, der Aristoteles oder Montaigne zugeschrieben worden ist. Es gibt sie nicht, die Freunde oder Freundinnen, die immer ein

»alter idem« wären. Aber es gibt sie in der Mehrzahl, die sich ansprechen lassen, ja die vielleicht sogar die Trauer darüber teilen, dass es Freunde nicht immer und überall gibt.

Aber hören wir noch einmal genau hin auf das Nietzsche-Zitat: Entscheidend ist das »Wie« der Annäherung, das »Wie« der Entfernung. Dieses »Wie« verlangt ein feines Gespür, Takt, das Bewusstsein davon, dass es unmöglich ist, Alter Ego, Fremder, Dritter zugleich zu sein – und den Mut, zwischen diesen Positionen zu wechseln, wechseln zu müssen, denn der Wechsel ist nicht planbar und willkürlich. Und dies mit der Zuversicht, die ohne Absicherung, ohne Festlegung bleibt, dass sich in dieser Oszillation die Zusammengehörigkeit zwischen dem Selbst und dem Anderen erst erweisen wird, dass der Fremde nicht nur der Fremde bleibt, dass der Dritte zum Freund wird und sich mir wieder entfremdet, dass Andersheit – mit einem Wort – nicht festgeschrieben wird auf eine Person und dass Freundschaft nicht zur Parteilichkeit wird. Dies ist freilich nicht nur therapeutisch, sondern auch politisch bedeutsam.

Teil 2: Das Andere

Das Andere ist das, was sich dem eigenen Zugriff entzieht, das sich anders als intendiert und erwartet durchsetzt oder ereignet. Das Andere meiner Selbst ist zunächst mit Begriffen des Negativen zu fassen, also mit Worten wie Mangel, Entzug, Verlust. »Negativität« wird in diesem Zusammenhang nicht wertend, sondern beschreibend verwendet: Es weist auf etwas hin, das fehlt. Das Andere als das Andere meiner Selbst stellt ja nicht eine Andersheit dar, zu der ich keinen Bezug habe. Vielmehr gehört die Andersheit in den Kern des Selbst, das auch ein Anderes ist (Ricoeur, 1990). Insofern gehört das Andere, auch wenn ich es erst einmal nicht greifen oder darüber verfügen kann, doch auch zu mir. So zeigt das Andere unter Umständen auch eine Alternative an, eine andere und noch nicht genutzte Möglichkeit, die bislang nicht ergriffen worden ist.

Negativität ist der psychoanalytischen Theorie von Anfang an eingeschrieben. Das »Un-« des Unbewussten, der Begriff selbst also, beschreibt schon eine Verneinung, nämlich die des Bewusstseins. Es wäre ein grobes Missverständnis, das Unbewusste als eine zweite Person aufzufassen, nein, es geht um die »Bruchlinien der Erfahrung« (Waldenfels, 2002). Wird Unbewusstheit als Modus subjektiver Erfahrung ernst genommen, so beschreibt es eine Erfahrung, die vor oder nach, unter oder neben dem Bewusstsein verortet oder verzeitlicht wird, in jedem Fall aber sich als Differenz zum Bewusstsein als Widerstreit zu ihm oder als Einspruch gegen es manifestiert, also als seine Infragestellung. Negativität gehört demnach, verstanden als Ausdruck der Nichtkoinzidenz, des Heterogenen, des Nichtidentischen zur Grundlage psychoanalytischer Theorie. Indem die Psychoanalyse es erlaubt, auf das Negative zu achten, thematisiert sie Grenzen und Bruchlinien des Selbstverständnisses und des Selbstbewusstseins. Therapeutisch entscheidend wird die Frage sein, ob ich dadurch, dass ich mich dem Anderen als dem Negativen annähern kann, meine Selbstwahrnehmung erweitern oder freier mit mir umgehen kann.

Bertolt Brecht lässt in seinem Theaterstück »Leben des Galilei« (1943) den Protagonisten zu seinem Schüler sagen: »Da es so ist, bleibt es nicht so.« Wenn es darum geht, eine Veränderung, einen Wandel, eine Transformation zu erreichen, dann hat sie keine Kraft, wenn sie von außen kommt. Sie muss sich aus den inneren Verhältnissen heraus aufdrängen. Der Wandel aber kommt nicht naturwüchsig, sondern konflikt- und spannungsreich, durch ein entschlossenes »Nicht« oder »Nein«, das vom Willen getragen ist, auf die schlechten und unglücklich machenden Verhältnisse verändernd zu reagieren. Die Verneinung dessen, was ist, wird zur Voraussetzung des Wandels und des Neuen, sie eröffnet Zukunft. Transformation wird in diesem Fall nicht ermöglicht durch Kontinuität, sondern durch einen Bruch, der das Gegebene verabschiedet und die Geschlossenheit vergangener Erfahrungen durchbricht.

Nun hatte Bertolt Brecht nicht die Psychoanalyse im Sinn (Pietzcker, 1983), sondern die gesellschaftlichen Verhältnisse. Dennoch soll die Aussage des Brecht'schen Galilei auf die psychoanalytische Praxis übertragen werden und die Transformation, die im Nein, im Bruch, in der Diskontinuität, in den erst einmal als Behinderung und Pathologie erscheinenden Veränderungen liegt, entschlüsselt werden, als Entwicklungs- und Zukunftsfaktor.

Noch wird es in diesem Buchteil nicht darum gehen, wie das Andere überhaupt in den Blick kommen kann, wie also psychoanalytische Therapie es vermag, sich dem Anderen als dem Negativen zu nähern. Erst einmal ist es notwendig, überhaupt zu definieren, was aus psychoanalytischer Sicht als das Andere in der Gestalt des Negativen zu gelten hat. Sodann sollen die produktiven Seiten des Negativen beleuchtet werden, ohne dass die Grenzen einer Positivierung des Negativen übersehen würden. Schließlich wird die Dynamik des Negativen klinisch veranschaulicht.

2.1 Das Negative in der Psychoanalyse

Was meinen wir, wenn wir von Negativität sprechen? Was ist das Negative? Die Antwort der Philosophie fächert den Begriff auf. Zum einen ist das Negative das, das fehlt, dessen man beraubt ist; schon Aristoteles hatte in der Antike von der Steresis, dem Entzug, gesprochen. In gewisser Weise entspricht diese Kategorie dem »malum metaphysicum« bei Gottfried Wilhelm Leibniz (von Stosch, 2018, S. 8), das eine wesensnotwendig zukommende, unvermeidliche Unvollkommenheit bezeichnet, durch die der Mensch sich von Gott unterscheidet, etwa durch die Endlichkeit und den Tod, aber auch durch andere Mängel. Das Negative ist zum Zweiten das Übel, das dem Menschen als Leid, als Krankheit, als Unfall etc. zustößt. Leibniz nennt es das natürliche Übel, das »Malum naturale« oder »Malum physicum«. Die Psychoanalyse beschäftigt sich in mindestens zwei Hinsichten mit dem Malum physicum, in der Begegnung mit Menschen, die mit Schicksalsschlägen, etwa mit schweren Krankheiten, zu kämpfen haben, aber auch in der Entwicklungspsychologie, nämlich wenn sie die Entwicklung der einzelnen Lebensphasen untersucht, zu denen eben immer auch, im Alter ganz besonders, der Abbau von Fähigkeiten gehört. Drittens ist das Negative das moralisch Böse, bei Leibniz das »Malum morale«, das moralische Übel. Diese dritte Dimension des Negativen wird psychoanalytisch als Aggressivität und Zerstörungslust, schließlich auch als Todestrieb thematisiert und bearbeitet.

In den folgenden Ausführungen liegt der Schwerpunkt auf der ersten Form der Negativität, also dem Mangel oder der Beraubung, die anderen beiden Dimensionen werden indes nicht völlig ausgeklammert.

Negativität im Sinne der Steresis oder des Malum metaphysicum, dessen, was dem Menschen in seiner Ausstattung fehlt, des Mangels, der die Entwicklung prägt, hat grundlegende Bedeutung für eine psychoanalytische Anthropologie. Am Beispiel einiger psychoanalytischer Grundkonzepte soll dies erläutert werden.

Unbewusstheit als Bruch im Selbstverhältnis: Die Konstruktion des Un-Bewussten selbst zielt auf eine Differenz, die Differenz zum Bewusstsein, und führt eine Erfahrungsdimension ein, die freilich nicht ein anderes Bewusstsein oder eine zweite Person generiert, sondern eine »Bruchlinie der Erfahrung« (Waldenfels, 2002). Wird Unbewusstheit als Modus subjektiver Erfahrung ernst genommen, so wird auf diese Weise immer eine Erfahrung beschrieben, die vor oder nach, unter oder neben dem Bewusstsein verortet oder verzeitlicht wird, die sich als Differenz zum Bewusstsein, als Widerstreit zu ihm oder als Einspruch gegen es manifestiert und es infrage stellt.

Der Bruch zwischen Trieb und Sprache: Unbewusstheit erzeugt ein Spannungsverhältnis zwischen Sprache und Trieb, zwischen den Wort- und den Sachvorstellungen Freuds, zwischen der sprachlichen und bewussten Artikulation und den Bildern, die sich der Artikulation entziehen. Jacques Lacan hat über den Bruch, der mit der Einführung des Kindes in die Sprachwelt geschieht, wohl am tiefsten nachgedacht. »Das Symbol ist der Mord der Sache« (Lacan, 1975b, S. 166), so lautet seine berühmte Formel. Mit der Ankunft der Sprache und dem Aufbau der Vorstellungswelt tut sich eine nicht mehr zu überbrückende Differenz auf. Die Einbettung der Erfahrung in Repräsentationen bewirkt einen Abstand von, aber auch einen Verlust an Unmittelbarkeit. Das Begehren wird in diesem Spannungsfeld allererst erzeugt, als Drang, die Differenz aufzuheben – an eine ursprüngliche Erfahrung des Realen heranzukommen, die mit der Subversion unter die symbolische Ordnung verloren gegangen ist. Der späte Lacan hat diesen Drang als »das Genießen« bezeichnet, hat dem »désir« die »jouissance« (Lacan, 1986) gegenübergestellt. Halten wir an dieser Stelle nur fest, dass die Einführung der Sprache die Unmittelbarkeit des Selbst- und Objektbezugs unterbricht und verunmöglicht. Ja, der Trieb selbst, oder besser: das Begehren, wird durch diese Differenz, durch dieses Verlangen nach der vollkommenen Erfüllung, der totalen Präsenz des Anderen geradezu hervorgerufen. Die Unvollständigkeit des Subjekts ist also die Voraussetzung des menschlichen Verlangens.

Der Bruch in den Beziehungen: Wir müssen nicht auf die sprachtheoretische Reformulierung psychoanalytischer Grundlagen zurückgreifen, wie sie Lacan vorgelegt hat. An zwei allgemein anerkannten, miteinander verbundenen psychoanalytischen Grundlagenkonzepten lässt sich ebenso gut zeigen, wie fundamental das Negative im Sinne eines konstitutiven Mangels für die psychoanalytische Konzeption der zwischenmenschlichen Beziehung ist. Es sind dies der Wiederholungszwang und die Suche nach Wahrnehmungsidentität. Der Wiederholungszwang zeugt von einer zeitlichen Verschiebung, von einer Zeitdifferenz, die überbrückt werden soll: Die Wiederholung sucht das ursprüngliche Befriedigungserlebnis vollständig zu reproduzieren. Die Suche nach der Wahrnehmungsidentität ist Ausdruck davon, gilt sie doch dem Wiederfinden des ursprünglich verlorenen Objekts. Ohne die Annahme dieser Verschiebungen, der zeitlichen und der Verschiebung der Objektbesetzung, lassen sich andere psychoanalytische Konstrukte nicht verstehen; beide sind im Begriff der Übertragung wirksam.

2.2 Die produktive Seite des Negativen aus Sicht der Psychoanalyse

Negativität gehört, das war bislang zu zeigen, zur Grundlage psychoanalytischer Theorie. Psychoanalyse ist freilich nicht nur Erkenntnistheorie, sondern Therapie, praktisches Handeln mit dem Ziel, Veränderungen zu ermöglichen. Wolfgang Loch etwa hat dieses Praxismoment der analytischen Kur immer wieder betont, so wenn er schreibt, dass der Analysand die Richtigkeit der Deutung dadurch erfährt, dass er auf ihr ein erfolgreiches Handeln aufbauen kann (Loch, 1993, S. 67). Psychoanalytisches Hören ist nicht kontemplativ, sondern »praktisch-ändernd« (Lorenzer, 1974, S. 201). Entscheidend ist daher nicht nur, zu überlegen, wo Negativität in der Psychoanalyse wichtig ist, sondern auch, was sich aus ihr positiv wenden und entwickeln kann.

Das konstitutiv Negative, das Malum metaphysicum, wie ich es hier entwickelt habe, ist in einem bedeutsamen Text des französischen Sinologen François Jullien sehr schön definiert worden als die »Nicht-übereinstimmung seiner selbst mit sich selbst wie auch seiner selbst mit seinem Gegenstand« (Jullien, 2005, S. 160). Die für das therapeutische Handeln entscheidende Frage nun ist, was aus dieser Nichtübereinstimmung resultiert. Das Zitat geht weiter: »[D]och gerade sie [die Nichtübereinstimmung] bringt das Selbst dazu […] voranzuschreiten.« Jullien spricht vom »treibenden Negativen«. Das ist die produktive Funktion des Negativen. Es lassen sich viele, auch psychoanalytische Autorinnen und Autoren benennen, deren Werk diesen Gedanken ins Zentrum stellen. So sieht Julia Kristeva in der Negativität »das Lösungsmittel, das nicht zerstört, sondern neue Strukturen hervortreibt und insofern affirmativ ist« (1978, S. 114). Das treibende Negative gilt es klinisch im Leiden und in Symptomen zu erkennen, die erst einmal als Defizienz und darum – in dem beschriebenen dreifachen Sinn – negativ erscheinen. Das psychoanalytische Verstehen erlaubt es zu fragen, wann das Negative eine Bewegung initiiert oder eine Spannung erzeugt, die Entwicklung anstößt, oder wo umgekehrt Potenziale abgeschnitten und zerstört werden. So sind eine klinische Symptomatik oder schwere Leidenszustände auf eine verborgene Positivität hin zu untersuchen. Bedeutet das Malum physicum eine Ab-Sprache oder einen Raub von Gesundheit oder ist es vielmehr An-Sprache und Anzeige, wohin das Subjekt sich in seiner persönlichen Entwicklung neu entwerfen könnte? Kann der Mangel, das Malum metaphysicum, Neues hervorbringen? Kann selbst das Malum morale, die Zerstörung und das offenbar Böse, sich schließlich als Versuch einer Grenzziehung des Subjekts, als Schutz etc. herausstellen?

Keineswegs immer sind diese Fragen zu bejahen. Die Nichtübereinstimmung in den beiden von Jullien benannten Richtungen – mit sich selbst und mit dem Gegenstand – kann auch lähmen, nämlich dann, wenn die schmerzliche Lösung von sich selbst nicht mehr dazu dient, sich ihrem Anderen zu öffnen, sondern sich verdinglicht und verknöchert, zum Stillstand, zur Stagnation, zum Absturz führt.

André Green postuliert in seinem für die psychoanalytische Beschäftigung mit Negativität grundlegenden Werk (Green, 1993) eine symmetrische und austauschbare Beziehung zwischen Negativem und Positivem, eine Unentschiedenheit, die die Psychoanalyse in Bezug auf die Frage, was als produktive oder was als destruktive Negativität zu beschreiben ist, offenhält. Diese Unentschiedenheit kann verwirren, findet sich aber in vielen zentralen psychoanalytischen Konstrukten wieder.

Blieben wir bei der Wiederholung. Freud hatte in »Jenseits des Lustprinzips« (Freud, 1920 g; vgl. Küchenhoff, 2008) beschrieben, dass die Wiederholung einer Bewältigung dient. Die Abwesenheit des Objekts wird bewältigt, indem das Verschwinden und Wiederauftauchen des Objekts immer neu reinszeniert wird. Insofern dient die Wiederholung der Verarbeitung. Andererseits aber bleibt sie ein Mechanismus, der immer neu ein Leid vergegenwärtigt. Wiederholung ist also zweideutig und insofern in ihren Effekten unentschieden. Sie dient einerseits der Verarbeitung, steht andererseits auch im Dienste einer immer erneuten Frustration.

Sie führt daher in der Vorstellung Freud zu einem Jenseits des Lustprinzips. Aber jenseits findet Freud nicht eine schlichte Opposition des Todestriebs als Manifestation des Negativen und des Eros als Manifestation des Produktiven. Er hat ihr Ineinanderwirken viel komplexer verstanden. Der Eros gestattet jedem Individuum seinen persönlichen Weg zum Tod. Eros hält den Tod auf. Er ist insofern der Gegner, weil er sich dem Leben verschreibt. Aber das Leben ist nur eine Form, sich mit dem Tod auseinanderzusetzen. Im Text »Zeitgemäßes über Krieg und Tod« (1915b) hat Freud unmissverständlich festgehalten, dass die Vorbereitung auf den Tod das Leben bereitet: »si vis vitam, para mortem«.

Halten wir fest: Wenn die Unvollständigkeit des Selbstverständnisses, wenn Leiden oder wenn Aggressionen und Zerstörung untersucht werden, ist es notwendig, erst einmal in der Schwebe zu halten, welche dynamische Qualität sie haben. Pauschale Qualifizierungen helfen nicht weiter; vielmehr müssen auch negativ erlebte Phänomene in ihrer Einzigartigkeit und irreduziblen Individualität verstanden werden, da nicht von vornherein feststeht, gleichsam aus der Natur der Sache, ob ein klinisches Leiden oder ein Symptom destruktiv, konstruktiv oder produktiv sein oder werden kann. Eine zweite Konsequenz ist noch wichtiger: Es ist notwendig, zu fragen, nicht nur was, sondern für wen es negativ ist. Das Negative ist nicht absolut, sondern es ist für jemand negativ. Die Perspektive des Selbst unterscheidet sich vielleicht von der des Anderen. Was für den Patienten einseitig eine Beraubung (Steresis), etwa von Fähigkeiten, sein mag oder von ihm selbst gar nicht als Leid wahrgenommen oder reflektierend infrage gestellt werden kann, etwa ein schizophrenes Residuum, mag für den Anderen, den Therapeuten, ein ganz anderes Gewicht erhalten. Es ist möglich, dass der Therapeut in einem scheinbar offensichtlichen Defekt so etwas wie eine Negation, ein »Nein-Sagen«, zu vernehmen vermag. In einem destruktiven Akt kann er einen Sinn, der produktiv ist, hören. »Nein sagen kann ich nur zu meinem Gegenüber« (Heinrich, 1982, S. 71), dieser Satz des Religionsphilosophen Klaus Heinrich liest sich wie eine Formel für die unverzichtbare Intersubjektivität in der Beurteilung des Negativen. Das Gegenüber aber kann das Nein hören – oder eben überhören. Die Fähigkeit, »Nein« zu sagen, und die Fähigkeit, »Nein« zu hören, spielen ineinander.

2.3 Klinische Dynamik der Negativität

Im nun folgenden Abschnitt soll die erarbeitete Differenzierung des Negativen oder der Negativität für die Erkenntniswege der psychoanalytischen Therapie genutzt werden. Zunächst ist eine weitere Vorklärung nötig, die für die klinische Theorie der Psychoanalyse wichtig ist: Was wird negiert? In den Beschreibungen oben klang das schon an, aber es ist doch wichtig, diese Frage noch einmal explizit zu erörtern. Auf sie gibt es nicht nur eine Antwort, weil der Gegenstand der Negation in sich selbst ebenfalls gestuft ist. Es können Affekte und/oder Vorstellungen dem Objekt gegenüber negiert werden, bei erhaltener

Objektbeziehung, und das heißt auch: Objektbesetzung. Es kann die Beziehung zum Anderen negiert werden, an deren Stelle der Rückzug auf das Selbst tritt. Es kann schließlich der Trieb selbst angegriffen werden, sodass die Leidenschaft zerstört wird.

Es hat sich eingebürgert, Funktionsebenen des seelischen Erlebens voneinander zu differenzieren. Sie lassen sich durch die genannten Kriterien der Negativität beschreiben. André Green hat dafür den Begriff der »travail du négatif«, der Negationsarbeit, geprägt; er fasst als Negationsarbeit drei Abwehrformen zusammen, die ihrerseits die Ebenen des psychischen Funktionierens kennzeichnen: die Ebene der Verdrängung, die Ebene der Spaltung und Verleugnung sowie die Ebene der Verwerfung (Green, 1993). Diese Ebenen entsprechen der von Otto Kernberg (1980) getroffenen und mittlerweile weitverbreiteten Unterscheidung in neurotische Struktur, Borderline-Struktur und psychotische Struktur. In der Operationalisierten Psychodynamischen Diagnostik (Arbeitskreis OPD, 2014) wird, um die Ebenen nicht anhand klinischer Krankheitsbilder zu beschreiben, für die sie typisch sind, auf die sie sich aber nicht beschränken, von guter, mäßiger, geringer und desintegrierter Struktur gesprochen. Auch diese Nomenklatur ist ungünstig, weil sie zugleich mit der beschreibenden Diagnose eine Aussage über die Qualität der Strukturierung macht und damit eine Wertung einführt, die sofort ein Defizitmodell nahelegt. Deshalb wird im Folgenden die Nomenklatur, wie sie A. Green gibt, weiter benutzt, ohne allerdings alle Differenzierungen Greens einzubeziehen.

2.3.1 Die Ebene der Verdrängung

Die Verdrängung ist der Leitmechanismus der neurotischen Struktur. Hier spielt die Negativität innerhalb der symbolischen Ordnung. Die Verneinung richtet sich auf die Aspekte des eigenen Begehrens, das abgelehnt werden muss, also der Abwehr unterliegt, das aber dennoch affirmiert wird: Freud (1925h) schreibt, wenn ein Patient ihm eindringlich nahelegt, dass in seinen Traumbildern nicht die Mutter gemeint ist, dann kann er als Therapeut sich sicher sein, dass der Patient doch über die Mutter spricht. Das bedeutet zweierlei: Einerseits wird durch die Negation der Bezug zum Objekt gerade bestätigt. Andererseits ist der Kampf gegen das Begehren nie vollständig, das Begehren macht sich, weil der Gedanke zum Beispiel an die Mutter in der Analyse persistiert, dennoch bemerkbar. Die Negation bewahrt nicht nur das Objekt, sondern auch das Begehren dem Objekt gegenüber, wenn auch als verneintes. Die in der Verneinung gegebene Negation ist also relativ: Ich spreche über etwas und betone, dass dies oder das nicht der Fall sei. Ich bleibe innerhalb des Horizonts, der durch mein wie immer verneintes Sprechen über ein bestimmtes Objekt aufgebaut wird. – Kurz zusammengefasst, dient die Negation auf dieser Ebene dazu, zu sagen:»Das ist es nicht«, um mit dieser Aussage sowohl an der Objektbesetzung wie auch an dem unbewussten Affekt festzuhalten.

2.3.2 Die Ebene der Spaltung

Was Spaltung heißt, ist dem Kliniker klar; aber er reflektiert in der Regel nicht, was Spaltung in Bezug auf die Negativität bedeutet. Am besten wohl ist die Reduktion der Vielfalt des Welterlebens in die Dichotomien von Gut und Böse, die Intoleranz gegenüber Vermischung und Ambiguität zu begreifen als immer wiederholter Rückgriff auf die konstituierende Kraft der Negativität, um in der symbolischen Ordnung verbleiben zu können. Die Negativität spielt nicht mehr innerhalb des Symbolischen, aber endet gleichsam immer bei ihm, versucht, eine symbolische Differenzierung der Wirklichkeit immer neu zu schaffen. Der Borderline-Patient hält mit aller Kraft an der ursprünglichen und welterschließenden Funktion der Negativität fest, bedient sich also einer konstituierenden Negativität. Auf diese Weise wird gleichsam ein Teil der Objektwelt geopfert, ein Teil erscheint als völlig negativ, damit der andere Teil bewahrt werden kann. Dann ist die Negativität immer noch relativ und nicht absolut, weil sie eine rettende Funktion dem guten Objekt gegenüber hat.

Wie Freud für die konstituierende Funktion der Negativität beim Kind beschrieben hat, gehört auch die Projektion (meist der bösen

Anteile) auf das Objekt zu den Sicherungsmöglichkeiten, auf die zurückgegriffen werden muss. Hier also kommt dem Objekt eine andere, neue Bedeutung zu: Es ist als Objekt des Begehrens verzerrt, reduziert auf einen ungemischten Anteil des affektiven Lebens. Zugleich aber muss es die Projektionen aufnehmen, um die mühsam aufrechterhaltene Ordnung weiter zu gewährleisten. Das Objekt wird als schützendes und begrenzendes, nicht mehr als Übertragungsobjekt gesucht. – Wiederum formelhaft ausgedrückt, lässt sich auf dieser Ebene die Negation so zusammenfassen: Sie dient der Entlastung des Selbst im Rekurs auf andere: »Nicht ich bin das, sondern der Andere, und so ordnet sich meine Welt.«

2.3.3 Die Ebene der Verwerfung

Die Negativität totalisiert sich auf dieser Ebene. Die Negativität kann als völlige Abwesenheit einerseits des Objekts, andererseits des eigenen Begehrens imponieren. Es gibt kein Vertrauen mehr in das schützende Objekt und nur noch Ablehnung der eigenen Wünsche, weil sie ohnehin ins Leere gehen und die eigene Hilflosigkeit nur noch mehr bloßstellen. W. R. Bion (1967) hat eine mögliche Dynamik der Verwerfung anschaulich beschrieben: Was kann passieren, wenn die oben beschriebene Spaltungsdynamik erfolglos ist? Was bleibt dem unter den eigenen Affekten Leidenden übrig, wenn das schützende und begrenzende Objekt nicht zur Verfügung steht, mit anderen Worten: wenn das Objekt nicht zum Träger der für das Selbst unerträglichen Affekte wird? Bion beschreibt, wie der Hass auf die eigenen Emotionen so groß wird, dass die eigenen Gefühle angegriffen werden – und das heißt in letzter Konsequenz auch: Der Hass selbst wird vernichtet. Diese Art der Negativität führt zu einer Vernichtung der psychischen Repräsentation, also zu einer emotionalen oder gedanklichen Leere, die wiederum so unerträglich ist oder werden kann, dass der Tod vorgezogen wird (Bion, 1967, S. 107). – Auch hier soll eine Formel das Gesagte zusammenfassen: Die Negativität zerstört die Grundlagen der eigenen Existenz, in der Gewissheit, nur so Schutz und Ruhe zu haben vor dem Begehren des Anderen: »Ich bin nicht, also bin ich auch nicht gefährdet.«

2.4 Grenzen der Positivierung des Negativen

Nun sollen einige Missverständnisse explizit abgewehrt werden, die in gewisser Weise naheliegen. Ein erstes Missverständnis könnte darin bestehen, Begriffe wie »produktiv« und »negativ« als moralische Wertungen zu verstehen. Den Gewalttäter zu verstehen heißt nicht, ihn zu entschuldigen. Mit der Unentschiedenheit von Negativität umzugehen, bedeutet nicht, das Leiden oder die Aggressivität zu relativieren, aber es bedeutet doch zweierlei, nämlich die funktionale Differenzierung von der Bewertung in moralischer Hinsicht zu trennen und die moralische Beurteilung nicht dazu zu missbrauchen, sich die funktionale Differenzierung in eine produktive und destruktive Negativität zu schenken. Das aber genau macht die Zumutung aus, die im psychoanalytischen Blick auf Negativität liegt.

Als Zweites soll das Missverständnis der grenzenlosen Positivierung genannt werden. Psychoanalytische Theorie geht genauso wenig wie die psychoanalytische Praxis davon aus, dass immer ein Sinn in allem, was klinisch begegnet, gefunden werden muss. Unverstehbares Leiden kann nicht und soll auch nicht in Sinn umgemünzt werden. Psychoanalyse geht nicht darauf aus, Leiden schönzusprechen. So geht es bei vielen Traumatisierungen schließlich darum, die Traumatisierung selbst anzuerkennen, sie nicht zu beschönigen oder mit Sinn aufzuladen, da wo keiner ist oder sein kann. Es gibt traumatische Erfahrungen, die nicht positivierbar sind. Das Negative als Negatives anzuerkennen gehört zur Traumaarbeit dazu: Trauerarbeit hat ihre Grenzen, Traumaarbeit endet nicht darin, den Verlust zu überwinden, sondern ihn auszuhalten. Dann geht es nicht um die Integration des schicksalhaft Negativen in einen positiven Gesamtkontext, sondern darum, darauf zu verzichten, in Schuld, Schmerz, Reue etc. zu verharren, und sich ohne Ressentiment darin einzurichten, dass die negativen Ereignisse die Richtung des eigenen Lebens dauernd verändert haben, aber dass es selbst gleichwohl weitergehen kann. Dann erlaubt das Sichabfinden einen Neubeginn und Zukunft, und das ist entscheidend.

Schließlich soll eine weitere Grenze der Positivierbarkeit des Negativen markiert werden, die mit der Tragfähigkeit und Arbeitsfähigkeit des therapeutischen Bündnisses zusammenhängt. Die Grenze, das Nein zu hören – sie ist eben nicht einfach eine absolute, beziehungsunabhängige Grenze als eine Objekteigenschaft, sondern sie ist die Schwierigkeit, als Therapeut die beschriebenen Formen der Negativität auch spüren, emotional annehmen zu können, sie gleichsam am eigenen Leib zu ertragen. Eine Grenze des Verstehens von Negativität hat dann damit zu tun, dass ihre Reinszenierung unbewusst vom Therapeuten verweigert wird, indem der Schmerz, der damit verbunden sein kann, vermieden wird. Nein zu hören, muss dann auch heißen: den Schmerz im Nein aufnehmen, aushalten und anerkennen zu können, ohne ihm zu erliegen.

An dieser Stelle soll die Aussage, die am Ende des ersten Teils stand, wiederholt werden: Die Fähigkeit, Nein zu sagen, und die Fähigkeit, Nein zu hören, spielen ineinander – sodass sie letztendlich nicht einer Seite allein zuzuschreiben sind. Das Nein braucht jemanden, der es ausspricht, und es braucht jemanden, der es hört – beide Aspekte sind nicht oder nur künstlich voneinander zu trennen. Der psychoanalytische Erkenntnisweg eröffnet sich nur aufgrund dieser Bereitschaft des Therapeuten oder der Therapeutin, das Nein zu hören.

2.5 Zusammenfassung

Aus einer psychoanalytischen Sicht auf Negativität wurden vor allem zwei Unterscheidungen betont:
- Die phänomenale Zuordnung negativer Phänomene muss von einer Bewertung der Phänomene getrennt werden, die zunächst einmal unentschieden sind in Hinsicht auf ihre destruktive oder negative Potenz.
- Die Zuordnung, Differenzierung und Bewertung der Phänomene sind vom Standpunkt dessen abhängig, der zu ihnen eine Stellung

bezieht. Negativität ist nicht an sich gültig, sondern sie gilt für den einen oder für den anderen.

Abschließend sollen zwei Missverständnisse explizit abgewehrt werden, die in gewisser Weise naheliegen. Als erstes Missverständnis soll das Missverständnis der umstandslosen Positivierung genannt werden. Psychoanalytische Theorie geht genauso wenig wie die psychoanalytische Praxis davon aus, dass immer ein Sinn in allem, was klinisch begegnet, gefunden werden muss. Unverstehbares Leiden kann nicht und soll auch nicht in Sinn umgemünzt werden. Psychoanalyse geht nicht darauf aus, Leiden zu adeln. Das zweite Missverständnis könnte das Missverständnis der grenzenlosen Relativierung genannt werden. Es ist ein gut bekanntes Problem, das sich um die Diskussion über die Relativität von Traumata rankt. Ein Trauma ist ein Verhältnisbegriff, der die Verarbeitungskapazität des Subjekts gegen die Schwere des plötzlich das Objekt überfallenden Elends setzt (Fischer u. Riedesser, 1998). Freilich ist klar, dass es Situationen gibt, die notwendigerweise und für jeden traumatisch sind, etwa das Erdulden von kriegsbedingter Vergewaltigung.

Das Gleiche nun gilt auch für die ins Zentrum der Überlegung gerückte Unentschiedenheit in Bezug auf Produktivität oder Destruktivität der negativen Phänomene. Auch diese Unentschiedenheit hat Grenzen, die aber schwer zu bestimmen sind. Diese Schwierigkeit liegt nun in der Sache selbst, denn es muss keinen Gegensatz darstellen, dass eine Negativität als produktiv oder destruktiv erscheint. Den Gewalttäter zu verstehen heißt nicht, ihn zu entschuldigen. Mit der Unentschiedenheit von Negativität umzugehen, bedeutet nicht, das moralisch Böse zu relativieren, aber es bedeutet doch zweierlei, nämlich die funktionale Differenzierung von der Bewertung in moralischer Hinsicht zu trennen und die moralische Beurteilung nicht dazu zu verwenden, sich die funktionale Differenzierung in eine produktive und destruktive Negativität zu schenken. Das aber genau macht die Zumutung aus, die im psychoanalytischen Blick auf Negativität liegt.

Teil 3: Therapeutische Beziehung und die Gabe

3.1 Austausch von Worten – der privilegierte Erkenntnisweg in der Psychoanalyse?

Im nun folgenden Teil soll das mittlerweile gut vorbereitete Modell des Sich-Verstehens im Anderen zurückgeführt werden auf die psychoanalytische Situation, um deren privilegierte Erkenntniswege herauszustellen. Viele Meilensteine dieser Wege wurden in den vorangehenden beiden Teilen bereits dargestellt. Sie werden nun unter einige neu dazustellende Grundprinzipien eingeordnet und dadurch erweitert.

Freud hat betont, in der psychoanalytischen Behandlung gehe »nichts anderes vor als ein Austausch von Worten zwischen dem Analysierten und dem Arzt« (Freud, 1916/1917a, S. 98). Das heißt wohl zunächst einmal, dass die Therapie auf dem Gespräch aufbaut, nicht auf einer technischen Intervention oder einer gemeinsamen Handlung. Offen aber bleibt, was denn über die Worte ausgetauscht wird. Sicher vermitteln die Gesprächspartner einander Inhalte, sie teilen einander ihre Gedankenwelt mit. Wenn der Analytiker Worte benutzt, wenn er deutet, so soll der Inhalt, die Semantik seiner Worte, den Analysanden erreichen. Aber seine Deutungstätigkeit lässt sich nicht auf die inhaltliche Botschaft reduzieren. Sie ist eingebettet in einen Sprechakt, der seine Qualität wiederum aus dem Beziehungskontext des Gespräches bezieht. Schon Freud hat darüber nachgedacht, dass Sprache und Interaktion zusammengehören, dass die verbalen Äußerungen durch die oben genannten Kommunikationselemente ergänzt werden müssen.

»Unter Sprache muß […] nicht bloß der Ausdruck von Gedanken in Worten, sondern auch die Gebärdensprache und jede andere Art von Ausdruck seelischer Tätigkeit, wie die Schrift, verstanden werden« (Freud, 1913k, S. 403).

In der Entwicklung der Psychoanalyse nach Freud sind die therapeutischen Sprechakte und die kommunikative Begegnung zwischen Analysand und Analytiker in all ihren Qualitäten immer feiner dargestellt worden. Nicht nur der Austausch von Worten, sondern die Begegnung zweier Menschen, die miteinander sprechen, die sich sprechend in einer bestimmten Weise zueinander verhalten, die leibliche Interaktion der Gesten und der Mimik, die Intonation, die Atmosphäre der Gesprächssituation: All diese Faktoren tragen dazu bei, dass das Sprechen wirksam werden und Einfluss nehmen kann. Es ist nicht das Wort allein, das zum Tragen kommt, sondern die sogenannte »total situation« (Joseph, 1985), die gesamte Gesprächssituation, die wirksam wird und die auch ihrerseits zum Gegenstand der analytischen Arbeit gemacht werden kann. Nicht nur die Wortinhalte werden also in der Psychoanalyse ausgetauscht, sondern Sprecher begegnen sich in miteinander verschränkten Sprechakten.

Was mag Freud mit der Formulierung »jede Art psychischer Tätigkeit« gemeint haben? Was ist der Umfang dessen, das zur Sprache kommen kann? Welche »psychischen Tätigkeiten« drücken sich im therapeutischen Gespräch aus? Was verbindet sich mit den Worten, und auf welche Weise?

Freud hatte die Gebärdensprache erwähnt. Der Körper redet, als Organ der Gebärdensprache, mit. Er spricht noch in einem weiteren Umfang mit, und darin ist ein erstes inhaltsbezogenes Spezifikum zu sehen: Er spricht auch dort, wo er ein Symptom produziert. In seinem Bericht zum Fall Dora schreibt Freud:

»Als ich mir die Aufgabe stellte, das, was die Menschen verstecken, […] aus dem, was sie sagen und zeigen, ans Licht zu bringen, hielt ich die Aufgabe für schwerer, als sie wirklich ist. Wer Augen hat zu sehen und Ohren zu hören, der überzeugt sich, daß die Sterblichen kein Geheimnis verbergen können. Wessen Lippen schweigen, der schwätzt mit den Fingerspitzen: aus allen Poren dringt ihm der Verrat« (Freud, 1905e, S. 240).

Mit den Fingerspitzen sprechen: Das ist der bereits erwähnte Zusammenhang zwischen Sprache und Körper, zwischen gestischem Verhalten und verbaler Äußerung. Anderes und mehr umreißt die zweite Formulierung: »aus allen Poren dringt ihm der Verrat«. Die Haut ist nicht ein Organ, das der Steuerung eines intentionalen Subjekts untersteht, wie sich jeder, der je unter Errötungsfurcht gelitten hat, überzeugen kann. Die Scham des Menschen, der errötet, verrät sich gerade durch das Symptom. Das Symptom einer psychischen oder psychosomatischen Krankheit spricht; die Zeichen, die es aussendet, lassen sich aus dem Kontext des analytischen Gesprächs heraus verstehen (Küchenhoff, 2012b). Das gelingt nicht abstrakt, nach festen Übersetzungsregeln eines präexistenten symbolischen Registers. Vielmehr entfaltet sich sein Sinn in konkreten Situationen, etwa als unbewusster Kommentar zur Gesprächssituation, die eine Situation der Übertragung ist.

Lacan wird diesen Gedanken wieder aufnehmen, wenn er davon spricht, dass das Symptom als eine sprachliche Äußerung verstanden werden muss; das Symptom ist zwar »in den Sand des Fleisches und auf den Schleier der Maja« (Lacan, 1964/1978, S. 33 f.) geschrieben, aber eben doch eine Sprache, die entziffert werden muss. Entscheidend ist dabei der weite Sprachbegriff, der neben den verbal-symbolischen auch präverbal-symbolische und schließlich nichtsymbolische Zeichen unter sich fasst, die Julia Kristeva (1978) als die Ordnung des Semiotischen bezeichnet und aufgeschlüsselt hat. Hätte Lacan nur davon gesprochen, dass das Symptom in das Fleisch eingeschnitten wäre, dann hätte er damit nicht auf die Sprachlichkeit des Symptoms verwiesen, aber auch nicht auf die Porosität, die Durchlässigkeit, die Flüchtigkeit des sich anzeigenden und wieder verschließenden Symptoms. Der Umfang dessen, was in der psychoanalytischen Sitzung als Teil des Austausches aufgefasst und einbezogen wird, ist, so lässt sich zusammenfassen, gegenüber dem alltäglichen Gespräch erweitert.

3.2 Hören und Sprechen als Erkenntniswege der Psychoanalyse

Wie stellt sich der Analytiker hörend auf den Analysanden ein, sodass es ihm gelingt, den Worten des Analysanden zu folgen, die Zwischentöne aufzugreifen, die leiblichen Inszenierungen innerhalb der Stunde wahrzunehmen, die Eindrücke miteinander zu verbinden und sie schließlich deutend zur Sprache zu bringen? Was zeichnet das psychoanalytische Gespräch vor anderen Gesprächen aus, sodass es zu einem spezifischen Erkenntnisweg werden kann? Was meint Freud, wenn er in Anlehnung an Bibeltexte sagt: »wer Augen hat zu sehen und Ohren zu hören«? Wie sieht der Psychoanalytiker, wie hört er, wie öffnet er Augen und Ohren? Unterscheidet sich sein Hören vom normalen Gespräch? Wie spricht der Analysand?

Dafür gibt es Regeln. Das psychoanalytische Gespräch ist nicht ein Alltagsgespräch, es folgt besonderen Regeln, deren wichtigste für den Patienten die sogenannte Grundregel ist, also die Regel der freien Assoziation, für den Therapeuten die Regel der frei- oder gleichschwebenden Aufmerksamkeit. Freud fasst beide Regeln, die miteinander korrespondieren, zusammen:

»Wie der Analysierte alles mitteilen soll, was er in seiner Selbstbeobachtung erhascht, mit Hintanhaltung aller logischen und affektiven Einwendungen, die ihn bewegen wollen, eine Auswahl zu treffen, so soll sich der Arzt in den Stand setzen, alles ihm Mitgeteilte für die Zwecke der Deutung [...] zu verwenden, ohne die vom Kranken aufgegebene Auswahl durch eine eigene Zensur zu ersetzen, in eine Formel gefasst: Er soll dem gebenden Unbewussten des Kranken sein eigenes Unbewusstes als empfangendes Organ zuwenden, sich auf den Analysierten einstellen, wie der Receiver eines Telefons dem Teller eingestellt ist. Wie der Receiver die von Schallwellen angeregten elektrischen Schwankungen der Leitung wieder in Schallwellen verwandelt, so ist das Unbewusste des Arztes befähigt, aus den ihm mitgeteilten Abkömmlingen des Unbewussten dieses Unbewusste, welches die Einfälle des Kranken determiniert hat, wieder herzustellen« (Freud, 1912e, S. 381 f.).

Diese Beschreibung des analytischen Gesprächs gehört zu den sehr häufig zitierten Textstellen des Freud'schen Œuvre. Es ist – was uns hier nicht interessieren soll – auch medienwissenschaftlich breit ausgeschlachtet worden. Freud unterstreicht mit dem technischen Bild die Reziprozität in der Sprachtätigkeit des Analysanden und des Analytikers. Der eine lässt, so gut es geht, seine »Einwendungen« beiseite, der andere verzichtet auf die eigene »Zensur«; die Haltung beider ist recht ähnlich. Der Vergleich mit dem Telefon ist nicht nur medial zeitgerecht im Jahr 1912, sondern insofern treffend, als die Schallwellen zu Freuds Zeiten alles übertragen, Räuspern ebenso wie Worte, Hintergrundgeräusche ebenso wie das Atmen des Sprechers – Frequenzfilter sind noch nicht etabliert. Alles wird eben übertragen. – Diese Grundregeln des Austausches definieren tatsächlich eine für die psychoanalytische Therapie charakteristische Sprechsituation. Auf die Sprache zu hören, und zwar in der beschriebenen Weise methodisch angeleitet, heißt Zusammenhänge aufzunehmen, die dem Sprechenden nicht unbedingt selbst auffallen, die ihm unter Umständen nicht bewusst sind. Aus der Sicht des Sprechenden kann die Sprache auf diese Weise verräterisch werden; derjenige, der durch eine Fehlleistung Gelächter hervorruft, wird sich nicht mächtig, sondern ohnmächtig fühlen. Aus der Sicht des Hörenden, aus der Sicht des Therapeuten, ist darin die Macht der Sprache begründet, nämlich dass sie es vermag, der Person unbewusste Regungen, Triebregungen, Affekte offenzulegen. In der Psychoanalyse wird die Sprache auch dort, wo sie scheinbar unbedeutendes Material oder sogar scheinbar sinnlose Aussagen oder Abfall produziert, als Träger wichtiger Botschaften ernst genommen. Das beste Beispiel ist die mittlerweile schon ins Alltagsverständnis übergegangene Aufmerksamkeit auf Fehlleistungen.

Zusammen mit Rolf-Peter Warsitz habe ich in unserem erkenntnistheoretisch ausgerichteten Buch (Warsitz u. Küchenhoff, 2015) die beiden Grundregeln in ein umfassenderes Konzept integriert. Wir haben von »Prosodie« und von »Reverie« gesprochen, um zu betonen, dass alles, auch die infralinguistischen Zeichen, die vom Analysanden ausgesendet werden, auch das Schweigen, die nur in Lücken und Leerstellen sich anzeigende traumatische Erfahrung zur freien Assoziation hinzugezählt werden muss, und dass auf der anderen Seite der Analytiker empfangsbereit sein muss für alle Zeichen, die ihn erreichen, auch die, die sich nur negativ zeigen, sodass zum Bereich der Reverie auch die negative Semiose, das Entziffern der bloß noch negativ vermittelten Botschaften, zählt. Ein längeres Zitat aus diesem Buch fasst den Standpunkt zusammen:

»Die psychoanalytische Anthropologie ist demnach durch zwei spezifische Merkmale gekennzeichnet. Sie ist zum einen eine Erkenntnisanthropologie, die die Leiblichkeit als Erkenntnisgrund und -mittel anerkennt und berücksichtigt. Sie ist zum anderen eine, die die Sprache und die Welt der Zeichen als konstitutiv für das Menschsein versteht. Beide Merkmale, die in ein dialektisches Spannungsfeld zueinander geraten können, ja müssen, machen den Menschen aus. Dabei aber unterlaufen die leiblichen und leiblich-interaktiven, also zwischenleiblichen Erfahrungsmomente von Anfang an und immer neu die Sprachkompetenz und schreiben in die Sprache immer auch einen Seinsmangel ein. Umgekehrt führt die Einführung der Sprache zu einer Entfremdung von der eigenen Leiblichkeit, die unwiderruflich ist. Aber die Erfahrungswirklichkeit der (zwischen-)leiblichen Erfahrung ist nicht eine zeichenfreie, auch wenn sie sich der bewussten Verfügung über das Wort und die verbale Sprache entzieht. So ist es notwendig, eine Semiotik als Zeichenlehre zu nutzen, die dem Appellcharakter, die dem Ausdrucksvermögen, die dem Aufschrei der Verletztheit und Traumatisierung gerecht zu werden vermag.

Es ist unschwer zu erkennen, dass die psychoanalytische Erkenntnistheorie, die auf den Grundlagen der skizzierten Anthropologie aufbaut, eine zu sein hat, die von der Negativität bestimmt ist. Das gilt in vielen Hinsichten. Als Negativität erscheint die Unbewusstheit, die sich nicht der rationalen Kontrolle unterwirft. Als Negativität erscheint die leibliche Unverfügbarkeit, die in der Psychoanalyse u. a. durch den leib-seelischen Grenzbegriff des Triebs relevant ist. Als

Negativität erscheinen die unverfügbaren Leidenszustände, die Traumatisierungen, das Lebensschicksal. Aber diese Negativität schreibt sich ein, und es ist Aufgabe einer negativen Semiotik, einer Semiotik der Negativität, sie beschreibbar, beredt werden zu lassen.

Als konstitutive Momente einer Praxis, die es vermag, zwischen den Zeilen zu hören, haben wir die Reverie, das träumerische Ahnungsvermögen des Analytikers oder der Analytikerin beschrieben. Dem ungezielten und dennoch so aufmerksamen Hinhören auf die Sprache, dem Hinspüren auf die gemeinsam erstellte Inszenierung, dem Sich-Eingeben in die geteilte Erfahrungswelt von Übertragung und Gegenübertragung kann es, in den Momenten, in denen das analytische Verfahren glückt, möglich werden, die Mitteilungen, die Prosodie der wie immer sich artikulierenden Zeichenwelt teilnehmend zu vernehmen, um sie sogleich auch immer neu wieder zu verlieren. Daher ist die Psychoanalyse eine Semanalyse, eine Analyse der Zeichen, denen sie aber als negativen Artikulationsformen immer gerecht werden muss« (Warsitz u. Küchenhoff, 2015, S. 166 f.).

Die psychoanalytischen Grundregeln, die sich zu Prosodie und Reverie erweitern, strukturieren das spezifisch psychoanalytische Gespräch. Dem so verstandenen Austausch sind keine Grenzen gesetzt; diese Schrankenlosigkeit des Sendens und Empfangens ist eine Utopie des analytischen Gesprächs, als prinzipielle Vorurteilslosigkeit ohne Filter.

3.3 Das Begehren in der Sprache und im Gespräch

Freud hatte als Effekt der Vorurteilslosigkeit, die in den Grundregeln, in der Prosodie und der Reverie angelegt ist, festgehalten, dass zwei Unbewusste miteinander kommunizieren; im dem weiter oben wiedergegebenen bekannten Zitat heißt es: »Er [der Analytiker] soll dem gebenden Unbewussten des Kranken sein eigenes Unbewusstes als empfangendes Organ zuwenden.« Damit führt Freud – und diese Konsequenz bleibt oft unberücksichtigt – das Begehren in die Kommunikation ein. Das Sprechen ist, auch wenn es sich selbst überlassen erscheint, ebenso wenig wie das Hören ohne Struktur, es entsteht nicht ein Geplauder oder – wie manche zwanghafte Analysanden die Grundregel verstehen – ein Aufzählen aller Gedankenreihen, aller Details. Sondern es ist im Sprechen und Hören gleichermaßen eine Passivität enthalten, die dem Raum des in der Übertragungsbeziehung sich entfaltenden Begehrens nach-horcht, nach-spricht. Zwei Menschen stellen sich aufeinander ein, und das, was zwischen ihnen an Gedanken, Empfindungen und Emotionen auftaucht, wird angedeutet, mit anderen Erinnerungen verknüpft und so angereichert. Die Passivität ist ein Lassen, ein Zu-Lassen dessen, was sich in dem Austausch ergibt, und das ist das Begehren.

Insofern reicht es nicht aus, von einem »Hören auf die Sprache« auszugehen. Sicherlich, die Vorgängigkeit der Sprache vor den Sprechenden wird in der Philosophie oft betont, zum Beispiel und gerade von Martin Heidegger. Heidegger will zeigen, wie die Sprache Sein vermittelt, also den Menschen erst zum Menschen macht. Der Mensch ist »ein Versprechen der Sprache« sagt Heidegger in »Unterwegs zur Sprache« (1990, S. 14). Es ist eine eindrucksvolle Formulierung, die den Entwurf des Seins, die zukunftsgerichtete Erzeugung des Menschen durch die Gabe der Sprache zusammenfassend beschreibt. In der Psychoanalyse wird indes nicht das Menschsein an sich im Sprechen entfaltet oder ermöglicht oder beglaubigt. Aber das Sprechen in der Psychoanalyse fügt sich auch nicht bloß der »vorstellenden Herrschaft der Sprechenden« – so die Heidegger'sche Formulierung der von ihm abgewehrten Repräsentationsfunktion der Sprache. Die Psychoanalyse zielt weder auf die ontologischen Voraussetzungen des Seins in der Sprachlichkeit noch auf die Repräsentation des Sprecherbewusstseins, sondern auf die verschüttete, unbewusste, begehrende Subjektivität des Sprechenden, der von sich spricht, ohne zu wissen, dass er von sich spricht.

Die Passivität, die wir als eine wesentliche Voraussetzung für die Explikation des unbewussten Subjekts beschrieben haben, muss sicher noch näher charakterisiert werden. Die verschüttete Subjektivität ist nicht einfach zu haben, sie lässt sich – sonst könnte man sich das psychoanalytische Verfahren sparen – nicht einfach unvermittelt ausdrücken. Lacan formuliert:

»Die Wahrheit kann […] immer [nur; J. K.] zwischen den Zeilen mitgeteilt werden […] das wahre Subjekt, d. h. das Subjekt des Unbewußten, geht in jener Sprache seiner Symptome nicht anders vor, die vom Analytiker nicht so sehr entziffert wird, als sie sich vielmehr, zu immer neuen Befriedigung unserer Erfahrung, auf immer konsistentere Weise an ihn wendet […]. Um einen solchen Effekt begreiflich zu machen, haben wir von dem Bild Gebrauch gemacht, dass das sprechende Subjekt sich wie auf einer Schaukel der Präsenz des Zuhörens zuneigt« (Lacan, 1980, S. 182 f.).

Die Erkenntnisbedingungen für die immer konsistenter, immer konturierter werdende Ansprache des wahren, aber immer verdeckt bleibenden Subjekts wurden mit den Grundregeln und deren Erweiterung zu Prosodie und Reverie bereits beschrieben. Es lohnt, über den von Freud gebrauchten Begriff »Austausch« noch weiter nachzudenken, ihn ernst zu nehmen, aber ihn auch zu kritisieren und weiterzuentwickeln zum Konzept der Gabe.

3.4 Limitationen der Tauschbeziehung

Wenn dem Gespräch, dem Austausch von Worten, diese Spontaneität und Produktivität, ein Erkenntnispotenzial, ja eine transformative Kraft zukommt oder zumindest prinzipiell zugesprochen werden kann, dann ist es schwer, sich den Austausch von Worten als Tauschbeziehung der Sprechenden vorzustellen, da die Fundierung des Gesprächs in der ökonomischen Kategorie des Tausches das Gespräch einer Zweckrationalität unterwirft, die im Gegensatz zu der behaupteten Freiheit des transformierenden Gesprächs steht. Das Gespräch mit der Bäckersfrau, in dem ich meine Brötchenwünsche angebe und sie mir die Brötchen über die Theke reicht und den Preis nennt, ist dem Warentausch untergeordnet, es hat keine eigene Bedeutung. Das therapeutische Gespräch, das von den Krankenkassen finanziert wird, hat Tauschcharakter, weil der Therapeut eine Stunde zur Verfügung stellt, in der er zuhört. Im buchstäblichen Sinn leiht der Therapeut den Klienten sein Ohr. Das Gespräch wird formal als Ware, die getauscht wird, aufgefasst. Inwieweit wirkt sich dieser Tauschcharakter aber auf den Inhalt des Gesprächs aus, inwieweit hat also der Austausch von Worten selbst Warencharakter? Nehmen wir nicht das alltäglich-operative, sondern das freie Gespräch, das leitende Angestellte eines Wirtschaftsunternehmens miteinander führen, um eine Strategie zu entwerfen, als Beispiel. Ein solches Gespräch muss sich lohnen, es muss etwas für die Firma dabei herauskommen, es muss ein Ergebnis haben, es muss in einem anderen als dem vorhin erwähnten, nämlich handfest ökonomischen Sinn produktiv sein. Es ist also Ware, Worte werden mit berechenbarem Ergebnis abgewogen. Mit dieser ökonomischen Bindung des Gesprächs wandern die vorab gesteckten Ziele, wie frei der Rahmen auch immer gestaltet sein mag, in das Gespräch selbst ein. Für transformativ wirksame, unbewusste Wünsche und Erfahrungen berücksichtigende Gespräche ist daher ein Austausch von Worten notwendig, der sich nicht durch den Warencharakter von Worten bestimmt.

3.5 Gabe statt Tausch

Wäre es daher angemessener, statt von Austausch von »Gabe« zu sprechen, von der Gabe der Sprache und der Worte? Um Missverständnisse abzuwehren, ist sogleich eine Einschränkung notwendig; es geht nicht um die ursprüngliche Gabe der Sprache, die Heidegger im Sinn hat, wenn er die Ur-Passivität des Sprechenden gegenüber der Sprache beschreibt. Wir werden im Folgenden die Gabe als besonderes Phänomen des zwischenmenschlichen Verhältnisses betrachten und zu klären versuchen, inwieweit das Konzept »Gabe von Worten« das Spezifikum des therapeutischen Gesprächs noch besser zu fassen erlaubt (vgl. im Folgenden Küchenhoff, 2013).

Der Ethnologe Marcel Mauss hat eine wegleitende Monografie zur Gabe verfasst (Mauss, 1950/1990); er hat insbesondere die sozialen Beziehungen, die sich nicht durch den Warentausch, sondern durch das Schenken ergeben, beschrieben. Wegweisend ist der Potlatch, das Schenken im Dienst einer kriegerischen Auseinandersetzung zwischen Ethnien geworden. Es sind drei Interaktionsformen, die für Mauss mit der Gabe verbunden sind: das Geschenke-Machen, das Annehmen der Geschenke und das Erwidern. Durch das Geben werden Beziehungsstrukturen aufgespannt: der Gebende, der Nehmende, der Erwidernde. Es liegt in dem Geben eine zwingende Kraft, weil das Geben als soziale Interaktion an Fragen der Macht und der Schuld gebunden ist. Wer gibt, ist mächtig und überlegen, steht höher, bringt den Anderen in ein Schuldverhältnis zu sich, unterwirft ihn in diesem Sinne. Daher muss der Beschenkte antworten, um nicht in der Schuld zu bleiben und erniedrigt zu sein.

Die Kritik an der so verstandenen Gabe liegt auf der Hand: Sie schafft eine ungewöhnliche Ökonomie, aber doch eine, die genauso auf Gegenseitigkeit und Tausch aufbaut, nur andere Tauschinhalte kennt.

Was bedeutet es für die Erkenntnismöglichkeiten des therapeutischen Gesprächs, wenn es denn im Sinne der Gabe, wie Mauss sie versteht, abgehalten wird? Durchaus kann auch das analytische Gespräch zur Gabe von Worten im Sinne von Mauss werden. Selbstverständlich laufen alltägliche, durchaus auch persönliche Gespräche gerade nach den Regeln der Gegenseitigkeit und der Verpflichtung ab. Oft genug erzeugt die Selbstoffenbarung eines Gesprächsteilnehmers, der ganz persönliche Dinge anvertraut, auf den anderen den Druck, nun auch von sich beizusteuern, wo er in Bezug auf Partnerschaft, Beruf, Religion gleichgelagerte Probleme hat.

Das Therapiegespräch unterbricht diese Gegenseitigkeit; in der Regel berichtet der Therapeut oder die Therapeutin nicht aus der eigenen Erfahrung. Aber in subtilerer Form kann jedes Therapiegespräch auch dieser Tauschökonomie unterstellt sein. Und zwar beidseitig. Der Analytiker gibt eine Deutung und erwartet unter

Umständen, dass der Analysand nun seinerseits Einfälle beisteuert – vielleicht ohne zu reflektieren, dass das Schweigen des Analysanden gerade damit zu tun hat, aus dieser Gegenseitigkeit der Verpflichtungen herauszukommen, die er allzu sehr in seinen lebensgeschichtlichen Erfahrungen erlitten hat. Der Analysand berichtet vom vergangenen Tag, vielleicht durchaus belanglose Dinge, die jedenfalls keinen ersichtlichen Zusammenhang haben. Der Analytiker ist herausgefordert, nun seinerseits eine Deutung zu geben – auch wenn er noch gar keine Idee mit dem Material verbindet; der Druck, sich als kompetenter Analytiker zu erweisen, indem die Deutung das Material gültig ordnet, ist hoch und erzeugt Formen der Wechselseitigkeit, die entweder die Rollen stabilisieren und jeden in seiner Rolle bestätigen oder die zu einem subtilen Kampf werden, der – wird er nicht analysiert – einen Stillstand in der Analyse bedeuten können.

Wir werden, wenn wir statt von Austausch von der Gabe sprechen, auf Sackgassen des therapeutischen Gesprächs aufmerksam, die wichtig sind, weil sie neue Erkenntnisse behindern. Mit dem Konzept der Wechselseitigkeit der Gabe können wir nur negativ charakterisieren, was das analytische Gespräch nicht ist, wie also der immanente Zwang zur Gegenseitigkeit im Austausch ein produktives und ungewöhnliches Sprechen verhindern kann. Ihn allerdings zu kennen, in diesem Zwang auch eine Übertragungskonstellation zu erkennen, kann hilfreich sein.

Offensichtlich muss die Gabe deutlicher, als dies auf den Spuren von M. Mauss möglich war, vom Austausch unterschieden werden. Das heißt, sie muss von den Rückerstattungsverpflichtungen befreit werden, die mit Tausch, Verschuldung und Dankbarkeit verknüpft sind. Die Gabe wäre dann gerade die Form der Interaktion, die die Erwiderungspflicht durchbricht und das Prinzip der Begleichung hinter sich lässt. Nun folge ich den sehr überzeugenden und ganz anders ausgerichteten Überlegungen des Philosophen Jacques Derrida. Er definiert die Gabe geradezu durch das Überwinden des Talionsprinzips. Wenn eine Gabe als Gabe erkannt wird, ist sie schon nicht mehr Gabe im Sinne des rückkehrlosen Aufbruchs, der absoluten Freigebigkeit. »Die Gabe als Gabe dürfte letztlich nicht als Gabe erscheinen:

weder dem Gabenempfänger noch dem Geber« (Derrida, 1993, S. 25). Umgekehrt wird jede Gabe, die als solche erkannt wird, schon ein Mittel des Tausches, führt unweigerlich in die Ökonomie der Gabe ein, sie stößt den Tausch an, ohne selbst zu ihm zu gehören. Gabe ist immer »Gabe im Entzug« (Busch, 2004, S. 89), sie verliert sich in dem Moment, wo sie als Gabe erscheint. In ihrer Wirkung zeitigt sie Effekte, die nicht vorhersehbar, daher nicht beherrschbar sind.

Zu solchen Gaben, die selbst Spuren markieren, ohne selbst Spur zu sein, die einen Effekt hinterlassen, in dem sie nicht aufgehen, die in ihrer Aporie Neues ermöglichen und schon gleich wieder zu diesem auf Abstand sind, zählt Derrida eine Erzählung oder einen Text: Jede Erzählung hat als Erzählung nur dann eine Wirkung, wenn sie Gabe ist, also wenn sie es ermöglicht, dass der Leser sich einen Sinn erschließt, nicht aber, wenn er ihn als erschlossenen bereits präsentiert bekommt. Alle Texte gehorchen so der Form der »rückkehrlosen Aussendung«; sie zeitigen Effekte, die sich vom Autor nicht überblicken lassen, und sie zeitigen Effekte, die dem Leser nicht von vornherein klar sind, die sich im Nachhinein überhaupt erst als Effekte beschreiben lassen werden. Den Text einzubeziehen, berücksichtigt die intersubjektive Dimension und erweitert die Gabe zu einer Gabe, die nicht allein dem Einzelnen existenziell vorgegeben ist, sondern vom Anderen herkommt und den Empfänger in je eigentümlicher und unvorhersehbarer Weise trifft.

Wenn jeder Text als Gabe und durch die Aporie der Gabe gekennzeichnet werden kann, dann ist es auch gerechtfertigt und sinnvoll, das psychoanalytische Gespräch unter diesem Gesichtspunkt zu betrachten. Das soll im folgenden Abschnitt geschehen.

3.6 Die psychoanalytische Situation als Gabe

Mit der Derrida'schen Radikalisierung des Konzepts der Gabe liegt ein neuer Ausgangspunkt vor, um das psychoanalytische Gespräch in seiner Spezifität weiter zu erschließen. Zunächst geht es darum, sich von Reziprozitätserwartungen zu lösen, um neue Erkenntniswege einschlagen zu können. Wir haben bereits gesehen, dass dies sehr schwer werden kann. Freud hat das Problem erläutert an einem Spezialfall, nämlich der Bestätigung oder Ablehnung einer Deutung durch den Patienten. Er betont, dass sich eine Deutung nicht dadurch bestätigt, dass der Analysand das, was der Analytiker vorstellt, bejaht oder verneint – und das hat genau mit den Reziprozitätserwartungen zu tun, die das Gespräch vorschnell schließen und auf die bewusste, meist sehr angepasste Reaktion verkürzen. Vielmehr wird erst der Verlauf des analytischen Gesprächs erweisen, ob sich die Einfälle um den Kristallisationskern einer Deutung herumgruppieren und die Gedanken des Analysanden auf diese Weise bereichern. In »Konstruktionen in der Analyse« (1937d) fasst Freud nochmals zusammen: »Wir beanspruchen keine Autorität für sie [die Konstruktion], fordern vom Patienten keine unmittelbare Zustimmung, diskutieren nicht mit ihm, wenn er ihr zunächst widerspricht. Kurz, wir benehmen uns nach dem Vorbild einer bekannten Nestroyschen Figur, des Hausknechts, der für alle Fragen und Einwendungen eine einzige Antwort bereit hat: ›Im Laufe der Begebenheiten wird alles klar werden‹« (Freud, 1937d, S. 52).

Wie schwierig und behindernd eine Therapie werden kann, wenn die Reziprozität des gegenseitigen Austauschs nicht durchbrochen wird, zeigt im Übrigen die bereits zitierte berühmte Behandlung Freuds, der Fall »Dora« – und es kommt sicher nicht von ungefähr, dass Ida Bauer, die Patientin, den Decknamen Dora, Geschenke, erhalten hat: In dieser Behandlung wird nichts für nichts gegeben, so Lacans Formel für die Liebesbeziehung: »[D]as, was die Liebesbeziehung einrichtet, ist das, dass die Gabe für nichts gegeben wird« (Lacan, 1956/2007, S. 140). Dora wird vom Vater an Freud weitergegeben, damit er sie heilt und auf diese Weise weiterhin zur Komplizin macht; sie wurde zuvor an Herrn K gegeben, als Austausch für die Liebesbeziehung zwischen Doras Vater und der Frau von Herrn K. Der überhäuft Dora mit Geschenken, damit sie ihm sexuell willens ist. Dora schenkt Freud ihr Vertrauen. Aber sie bricht ab, als sie sieht, dass sie in einem reziproken Tauschverhältnis gefangen ist. Erst da, wo sie die Tauschbeziehungen durchbricht und nicht mehr Tauschobjekt bleibt, wird sie zum Subjekt ihres Erlebens.

Die oben geschilderten »Begebenheiten« in ihrem Lauf spielen sich offenbar für Freud wesentlich auf der Seite des Patienten ab. Nach Freud hat zunächst M. Balint (1952) mit seinem Konzept des Neubeginns die Unkalkulierbarkeit des Verhaltens des Analysanden beschrieben und im Bild eines Patienten, der auf der Couch einen Purzelbaum schlägt, verdichtet. Es ist der Kairos, der Augenblick der Erkenntnis, der hier gefragt ist – Frucht einer langen Arbeit, aber wie viele Momente unverfügbarer Erkenntnis nicht exakt planbar, und es muss ein Freiraum für die Möglichkeit, dass es solche Augenblicke gibt, geschaffen werden. Der Neubeginn Balints ist nicht planbar, er ist in Beziehungserfahrungen verankert, er fällt nicht vom Himmel, er ist indes Ausdruck und Folge eines nicht nur glücklichen, sondern eines glückenden Moments, in dem verschiedene Erfahrungen zusammenfließen: die des Mangels (ich kann nicht mehr erhalten oder zurückerstattet bekommen, was mir vorenthalten worden ist), die – nur scheinbar gegenläufige – Erfahrung des Gehaltenwerdens (ich werde, auch wenn der Andere nichts wiedergutmacht, dennoch getragen von einer Zuneigung, ja einer Liebe) und die Erfahrung der Öffnung: Ich kann die eigene Entwicklung wieder besetzen und das Ungewisse als Potenzial der Veränderung annehmen. Am Ende der Psychoanalyse kann also unter Umständen der Neubeginn stehen, eine Öffnung, nicht die Selbstdurchsichtigkeit, die alle Geister der Vergangenheit vernichtet und das Unbewusste austrocknet, sondern Mut, Ungewissheiten zu ertragen, neugierig zu sein und auf der Suche zu bleiben – zusammen mit anderen.

Gilt die Unkalkulierbarkeit der Effekte auch für den Analytiker? Freud würde dies wohl verneinen. So schreibt er einleitend in der bereits zitierten Konstruktionsarbeit, dass es »die Absicht der analytischen Arbeit [sei], den Patienten dahin zu bringen, dass er die Verdrängungen – im weiteste Sinne verstanden – seiner Frühentwicklung wieder aufhebe, um sie durch Reaktionen zu ersetzen, wie sie einem Zustand von psychischer Gereiftheit entsprechen würden« (1937d, S. 44). Den Analytiker Freud leitet der ärztliche Heilungswunsch, er konstruiert die Frühgeschichte wie ein Archäologe, um sie dem Patienten als Deutung vorzuhalten. Aber auf dem Weg dorthin muss er doch – das eingangs erwähnte Zitat aus dem Jahr 1912 hat sich nicht erübrigt – sein eigenes Unbewusstes einsetzen, seinen »Receiver«. Damit liegt die Unberechenbarkeit auch auf der Seite des Analytikers. Dass auch dem Analytiker eine unkalkulierbare Reaktion unterlaufen, ein Gegenübertragungsagieren passieren kann und dass dieses auch Erkenntnismittel ist, das wurde erst nach Freud gründlich reflektiert. In den kasuistischen Aufarbeitungen der klinischen Erfahrungen wird immer neu deutlich, dass dies gerade entscheidende Augenblicke im Therapieverlauf sind. Paradigmatisch dafür ist der Austausch des Begriffs »Agieren« durch den des »Handlungsdialogs« geworden, an dem eben der Analytiker auch beteiligt ist (Klüwer, 1995). Erkenntnis wird auch durch ein spontanes gemeinsames Handeln, ein In-Szene-Setzen nicht bewusster Objektbeziehungen erreicht.

Bion hat die Art und Weise, wie der Analytiker eine Deutung gibt, in seiner Theorie des Denkens ganz anders als Freud beschrieben (Bion, 1990). Er hat die Deutung als eine Konzeption, und zwar im Doppelsinn: als Idee, aber auch als Empfängnis, verstanden. Der Analytiker benutzt nach Bion seine Theorie als Vorwissen, als Präkonzeption, die erfüllt wird durch die Worte des Analysanden und damit zur Konzeption, zum Konzept des Analytikers, wird. Auf diese Weise ist im Bild die Generativität, das Neue, mit Hannah Arendt (1971/1998) ließe sich sagen: die Natalität in dem analytischen Gespräch dargestellt, das Neue, das nicht in den Kalkülen der Beteiligten aufgeht. So wird die Deutung als Kind der analytischen Arbeit angesehen, das früher oder später eigenständig sein wird und ein eigenes Leben führen wird (vgl. Britton u. Steiner, 1994), also selbstständige Effekte zeitigen wird. Dieser Gedanke ist in der zeitgenössischen psychoanalytischen Diskussion sehr ausgebaut worden; beispielhaft seien erwähnt Ogdens Konzept des analytischen Dritten (1994) oder R. Schafers Konzept der Interpenetration zwischen Analytiker und Analysand. Wie Bion, so betont in der Namensgebung R. Schafer auch die sexuelle, die triebhafte Komponente in dieser wechselseitigen Befruchtung (Schafer, 2000). Wenn die Erkenntniswege in der analytischen Arbeit, die gemeinsam begangen werden, neue Einsichten hervorbringen, so verdanken sie sich auch der Generativität oder Fruchtbarkeit der analytischen Zweierbeziehung, der es gelingt, gemeinsam und ko-konstruktiv zu einer veränderten und kreativen Sicht auf sich und andere zu gelangen.

Die Verwicklung des Begehrens in die Erkenntnis, die oben beschrieben wurde, bedingt, dass die psychoanalytische Erkenntnis sich aus der Gabe des Gesprächs nachträglich herausbildet. Das, was in der Kommunikation intendiert ist, wird unterlaufen oder ergänzt oder kommentiert, wie immer, durch die Zeichen und Anzeichen an den Rändern der Sprache, durch die freie Assoziation, die viele Einfälle zulässt, aus der heraus sich dann eine Andeutung, die zur Deutung kommen kann, bildet, die wiederum den Sprechenden nachträglich zum Subjekt der Aussage macht. Dieser Prozess wurde in den vorangehenden Abschnitten dieses Kapitels ausführlich dargestellt. Die Worte Derridas lassen sich sehr gut auf die analytische Situation beziehen: Dort, wo eine Aussage einem intentionalen Subjekt zugeschrieben werden kann, ist zwar eine Erkenntnis gewonnen, aber die Gabe des Sprechens schon wieder in den Austausch von Worten zurückverwandelt.

Es ist die Zone der Unbestimmbarkeit, die das Sprechen als Gabe auszeichnet. Diese Unbestimmbarkeit muss durch die Form des Gesprächs allererst ermöglicht werden; die Fähigkeit, sich auf ein solches Risiko einzulassen, kann nicht vorausgesetzt werden. Das psychoanalytische Gespräch als Gabe zu verstehen bedeutet daher auch, einen Sprachraum herzustellen, der es ermöglicht, Worte zu finden. Wenn die Zone der Unbestimmtheit sich in Konventionalität des Umgangs miteinander auflöst, dann entsteht nichts Neues. Ein Sprechen, das sich in voller Übereinstimmung mit Konventionen und sozialen Normen weiß, kann perfekt klingen und beim Sprecher selbst mit der Überzeugung umfassender Sprachbeherrschung verbunden sein – und dennoch kann diese Perfektion auf den Gesprächspartner hohl wirken. Lacan hat in diesem Zusammenhang zwischen dem vollen und dem leeren Sprechen unterschieden, und das leere Sprechen ist ein Sprechen, das dem Begehren keinen Platz lässt, das also die Illusion der Selbsttransparenz an die Stelle eines Hörens auf die nicht artikulierten Wunschwelten setzt (Lacan, 1975b, S. 84 ff.). Dadurch wird die eigene Subjektivität fraglos, nicht hinterfragbar.

In der analytischen Kur geht es darum, eine Situation zu schaffen, die es erlaubt, etwas zur Sprache zu bringen, also tatsächlich auch erstmals mit Sprache zu verknüpfen. Der Psychoanalytiker D. W. Winnicott (1953) hat deshalb bis heute einen großen Einfluss auf die Theorie und Praxis der Behandlungstechnik, weil er mit seinem Konzept des Übergangsraums, der als Phase der Kindesentwicklung konzipiert und dann ausgeweitet wurde, die Bedingungen der Möglichkeit des Sprechens beschrieben hat. Das Kind braucht eine ausgewogene Balance zwischen Alleinsein und Bezogenheit, zwischen Nähe und Distanz, um mit Worten Brücken zu bauen, sich selbst die Welt zurechtzulegen. So geht es auch in der Therapie zu: Menschen, die durch Erfahrungen traumatischer Intrusion hindurchgegangen sind, sind oft verstummt, weil sie zwischenmenschlichen Beziehungen die Tragkraft nicht zutrauen, die es ermöglicht, Worte für das eigene Erleben zu finden. Der Rückzug aus der Sprache ist der Schutz vor der Intrusion der Worte, die Spielräume nicht mehr erlauben.

Das analytische Gespräch verändert also nicht nur, indem in der Sprache Zusammenhänge aufgedeckt werden, die zuvor verborgen geblieben sind und als verborgene wirkten. Ebenso wichtig ist – in einem anderen klinischen Zusammenhang – das Finden von Worten dort, wo vorher Zusammenhänge nicht denkbar gewesen sind. Mit dem Abwehrvorgang der Verwerfung haben J. Lacan (1980) und J. McDougall (1989) die klinisch eindrucksvolle Sprachlosigkeit von psychotisch oder psychosomatisch kranken Menschen beschrieben: Ihnen fehlt die Möglichkeit sprachlicher Darstellung wesentlicher und grundlegender Gefühls- und Erfahrungsbereiche. Gleichsam das Nachholen des Spracherwerbs in der Therapie schafft allererst Möglichkeiten des Ausdrucks des bisher nicht Denkbaren. – Aber auch das

Zu-viel-Sprechen kann Unbestimmtheitszonen aufheben; die sogenannte manische Ideenflucht setzt an die Stelle der Gabe die Verausgabung. Der Begriff ist selbst erläuterungsbedürftig; zunächst ist mit »Ideenflucht« die gehetzte und assoziativ überbordende Sprachproduktion gemeint. Aber sie ist eben auch eine Flucht mithilfe von Ideen: Die Worte überschütten den Anderen und schütten Unbestimmtheitszonen zu.

Das therapeutische Gespräch braucht die Unbestimmtheitszonen, um die Entwicklung des Sprechens zu unterstützen und die kreative (sinnerzeugende) Funktion des Sprechens zu nutzen. Der bedeutende amerikanische Psychoanalytiker Thomas Ogden hat für diese kreative Funktion des Sprechens den schönen Satz gefunden: »Language is at its most powerful when it disturbs, not by arriving at insights/understandings, but by creating possibilities« (Ogden, 1997, S. 12).

Teil 4: Verstehen und Negative Hermeneutik

Im Titel des Buches ist das Verstehen seiner selbst als Kennzeichen des psychoanalytischen Erkenntnisweges benannt. Insofern die Psychoanalyse sich mit der Person in ihrer Unaustauschbarkeit, Individualität und Unvertretbarkeit befasst, ist sie der Suche nach dem Sinn verpflichtet. Damit ist die Methode der Sinnauslegung, die Hermeneutik, der psychoanalytischen Erfahrung angemessen. Dabei ist zu beachten, dass die philosophische Hermeneutik seit den großen wissenschaftstheoretischen Auseinandersetzungen des vorigen Jahrhunderts nicht stehen geblieben ist. Sie hat den Umfang ihres Gegenstands und dementsprechend auch ihr Methodenrepertoire ausgeweitet. Es gilt also, das hermeneutische Paradigma in seinen am weitesten entwickelten Formen an die Psychoanalyse in angemessener Weise anzuwenden. Eine Hermeneutik, die sich allein innerhalb der Grenzen von Sprache und Bewusstsein bewegt und nicht diese Grenzen selbst erkundet und sich an ihnen abarbeitet, die durch die naturhaften Bedingungen des Daseins, durch den biologischen Körper, durch Tod und Widersinn, aber eben auch durch das Begehren und die unbewusste Dimension der Erfahrung gesetzt sind, muss notgedrungen scheitern. Wird andererseits Hermeneutik in diesem weiten Verständnis als Lehre und Methode der dialektischen Vermittlung von Sinn und Nicht-Sinn, Symbolischem und Realem etc. aufgefasst, dann dient sie durchaus der methodologischen Grundlegung der Psychoanalyse.

Das »Hören mit dem dritten Ohr« ist angeleitet von einem Wunsch, zu verstehen, die Grenzen des wechselseitigen Verstehens in der Begegnung mit dem Anderen auszuweiten. Die Bereitschaft, das

Verlangen, zu verstehen, zeichnet die analytische Haltung aus. Nun stellt sich die Frage, ob sie nicht den Menschen überhaupt auszeichnet. Bedenkenswert ist darum die folgende Überlegung: »Dennoch ist es im Innersten das Verhältnis des Menschen zum Verstehen selbst, das in seiner Bemühung um den Sinn in Frage steht. Verstehen, das den Sinn zu erfassen sucht, ist durch ein innerstes Interesse nicht an der definiten Bedeutung, sondern am Verstehen selbst geleitet. […] Die Gegenmacht zum Sinnverlust bildet so nicht der positive Sinnbesitz oder dogmatische Sinnglauben, sondern der Sinnwille – nicht primär als Wille der Sinnschöpfung, sondern des Sinnvernehmens, als Intention des Verstehens und Vertrauen in das Verstehen. […] Zwar ist das Vertrauen in das Verstehen, das Beharren auf dem Verstehenwollen, keine inhaltliche Antwort auf die Erfahrung von Leiden und Tod, auf Sinnleere und Kontingenz. Doch ist es die erste Gegenwehr, der erste Anfang, ohne welchen keine Verständigung über sich selbst zustande kommt und kein Selbstsein gelingen kann« (Angehrn, 2010, S. 383 ff.).

Das Beharren auf dem Sinnwillen, das dem Interesse an der »definiten Bedeutung«, dem positiven Sinnbesitz, gegenübergestellt wird, beschreibt nicht nur eine anthropologische Qualität allgemein, sondern zugleich spezifisch die verstehende Haltung in der Psychoanalyse. Die humane Möglichkeit, sich immer neu um Sinn zu bemühen, wird in der Psychoanalyse zur Grundlage der Methodologie. Außerdem wird, wie wir gesehen haben, im psychoanalytischen Verfahren der Umfang des zu Verstehenden ausgeweitet auf die negativen Erfahrungen, auf die klinisch auffälligen und scheinbar als Defizite imponierenden Leidenszustände. Das Beharren auf der »definiten Bedeutung«, der abschließenden Bedeutungszuschreibung, bringt immer wieder die Gefahr des Stillstands oder der totalitären Einschließung mit sich. Hans-Georg Gadamer hat vom »Vorgriff der Vollkommenheit« (Gadamer, 1993, S. 63), der unser Verstehen leitet, gesprochen. Wenn aus diesem Vorgriff ein Griff wird oder die Illusion, die Vollkommenheit greifen zu können, entstehen Engpässe. Das Verstehenwollen hingegen beschreibt eine Figur des Aufbruchs, nicht der Erfüllung. Ziel der psychoanalytischen Psychotherapie und jeder Psychotherapie, wie ich sie verstehe, ist eine Wiederherstellung oder überhaupt eine Herstellung des Vermögens, verstehen zu wollen, nicht aber eine Unterwerfung unter abschließend formulierte Bedeutungen.

Etwas verstehen zu wollen, bedingt im Verfahren selbst eine Negativität, nämlich eine Einklammerung der normalpsychologischen Erklärungsversuche. Die Psychoanalyse befasst sich, wie wir im zweiten Teil gesehen haben, mit dem Anderen als dem Negativen, es ist ihr Erkenntnisgegenstand. Negativität bestimmt aber auch ihren Erkenntnisweg, ihre Erkenntnismethodologie. Die Horizontöffnung ist für die Psychotherapie von grundsätzlicher Bedeutung. Die psychoanalytische Technik des Zuhörens und der freien Assoziation ist erst einmal negativ bestimmt, weil sie bemüht ist, eine Leere herzustellen, eingespurte Eindrücke und Voreingenommenheiten zu suspendieren. Der Psychoanalytiker W. R. Bion wird oft mit seiner technischen Anweisung zitiert, die Analysestunde sei in einer ganz offenen Haltung zu beginnen: No memory, no desire. Jede Stunde also wird neu begonnen. Bion benutzt eine optische Metapher: Wenn eine völlige Dunkelheit herrscht, dann bildet sich der kleinste Lichtpunkt als ein wichtiges und ernst zu nehmendes Ereignis ab (Grotstein, 2000). In dieser Nacht der Erkenntnis also soll der Analytiker die Stunde beginnen. Denn ohne Horizontöffnung, ohne Suspension und damit auch Negation des eingespielten Verstehens fehlt die Freiheit, die gegenwärtige Lebenssituation unverstellt und das Andere, das in ihr nicht aufgeht, in den Blick oder – besser – ins Gehör zu bekommen. Die Abwehr des alltäglichen und normativ verfestigten Urteils ist die negative Voraussetzung für das Verstehen, diese Haltung kennzeichnet das Verstehenwollen im Kern. Die Via negationis des hermeneutischen Verstehens lässt sich spezifisch am psychoanalytischen Prozess zeigen.

Sehr interessant ist in diesem Zusammenhang die Fundierung des psychoanalytischen Verstehens in den Grundlagen der chinesischen Philosophie, die F. Jullien in seinem Buch »Cinq concepts proposés à la psychanalyse« (2012) vorschlägt. Zu diesen Konzepten gehört die »défixation«, also die Aufhebung von Fixierungen (auch und gerade in der eigenen Haltung), die Verflüssigung der Sichtweisen und Wahrnehmungen. Sie setzt in der Therapie die als weiteres Konzept von Jullien sogenannte »Disponibilität«, die Verfügbarkeit, also die Präsenz und Geistesgegenwart, um Erfahrungselemente neu auf sich wirken zu lassen und sie neu zu ordnen. Im analytischen Gespräch ist es die Berührbarkeit, die Bereitschaft, nicht nur die Aufmerksamkeit zur Verfügung zu stellen, sondern – darin besteht das Konzept der Gegenübertragung – sich emotional zu öffnen. Dann ist es möglich, statt in einer denotativ eingeschränkten Weise anspielend, allusiv, zu denken. »Allusivität« heißt ein drittes Konzept Julliens, also die Fähigkeit, Anspielungen zu bemerken, aber auch Prozesse zu initiieren, indem sie nicht frontal, »head-on«, angegangen werden, sondern tentativ, tastend. Den Reichtum der philosophischen Traditionen Chinas macht, so wie Jullien sie uns präsentiert, aus, dass diese Haltungen ernst genommen und nicht wissenschaftstheoretisch ausgehebelt und reduziert werden.

Die Einstellung, die den Sinn erst einmal suspendiert, um der Öffnung auf ein neues und ungewohntes Verstehen willen, auf ein anderes Verstehen hin, lässt sich als negativ-hermeneutische Methodologie der Psychoanalyse beschreiben. Hinzu kommt, wie bereits im zweiten Teil dieses Buchs dargestellt, dass die Erfahrungen selbst, die in der psychoanalytischen Kur erfasst werden, inhaltlich einen negativen Kern in sich bergen, insofern sie Erfahrungen des Entzugs, des Mangels, des Scheiterns, der Destruktivität, also die Negativität der Conditio humana selbst, zum Ausdruck bringen. Die negative Hermeneutik als Methodologie der Psychoanalyse wird deshalb einem Denken gerecht, das Negativität als Kern menschlicher Erfahrungen ansieht. Das Denken der Negativität bzw. die »Arbeit des Negativen« (Hegel, 1807/1970, S. 24) ist der Motor des psychoanalytischen Verstehens (vgl. Green, 1993). Das »Un-« des Unbewussten kennzeichnet, wie bereits betont, jene konstitutive Negativität, die dem Nichtwissen und dem Ungreifbaren der Triebnatur innewohnt. Die Psychoanalyse als Wissenschaft vom Unbewussten ist in ihrer Methodologie und ihrem Gegenstandsbereich eine negative Hermeneutik. »Als negative Anthropologie und Hermeneutik interpretiert, lässt sich der psychoanalytische Prozess, der von den existentialen Kränkungen und Krankheiten des ›animal symbolicum‹ (Cassirer, 1944, S. 51) handelt, als intersubjektiver Prozess um die Unverfügbarkeit des Menschen über sich selbst im Bezug zum Anderen charakterisieren« (Warsitz u. Küchenhoff, 2015, S. 129).

Der Prozess des Verstehens kommt an kein dauerhaftes Ende. In der psychoanalytischen Theoriediskussion wird von Now-Moments gesprochen, Gegenwartsmomenten, dem Kairos vergleichbar, in dem sich ein gemeinsames Verstehen verdichtet und erfüllt. Freud war viel prosaischer; angeblich, nach der Aussage einer Analysandin, der amerikanischen Schriftstellerin Hilda Dolittle, hat er sich in solchen Momenten zur Belohnung eine Zigarre angezündet. »›Ah--now--we must celebrate this‹; he would rise, select, light, and then, from the niche [where he sat rose] the smoke of burnt incense, the smouldering of his mellow, fragrant cigar« (Dolittle, 1974, S. 23). Dieser kleinen analytischen Feste ungeachtet: Als Ziel der Analyse wird es heute nicht mehr betrachtet, den Prozess des Selbstverstehens abzuschließen, sondern die Selbstanalyse, die Weiterführung der Analyse auch ohne das Therapiesetting, zu ermöglichen, wie Freud in seinem Spätwerk »Die endliche und die unendliche Analyse« beschreibt (Freud, 1937c). Dieser Prozess führt nicht zu einem stabilen Abschluss, einer dauerhaften Erfüllung, sondern geht als Prozess weiter.

Zwar kommt der Prozess des Verstehenwollens nicht an ein Ende. Gleichwohl führt er zu einer – endlosen, aber dennoch am Ende deutlichen – Veränderung. Jullien spricht von der »transformation silencieuse«, der stillen, unbemerkten Veränderung. Vielleicht hat Bert Brecht in seinem Gedicht über die Entstehung des Buches Taoteking am schönsten versprachlicht, »dass das weiche Wasser in Bewegung mit der Zeit den harten Stein besiegt – du verstehst, das Harte unterliegt« (Brecht, 1951). Die Insistenz auf dem Verstehen, das Aufrechterhalten des Willens, zu verstehen, hat Folgen, die sich nicht immer sogleich umsetzen, nicht sofort und umstandslos dingfest machen lassen, die sich aber irgendwann verdichten – um sich wieder zu verflüssigen. Das weiche Wasser bleibt weich, auch wenn es manchen Stein aufbricht. Ich nenne dieses letzte Bestimmungsstück »Rechnen mit der stillen Veränderung«.

Im einleitenden Zitat von Emil Angehrn war vom »Vertrauen in das Verstehen« die Rede gewesen. Das Vertrauen in das Verstehen ist eine wesentliche Voraussetzung, die die Psychoanalytikerin oder der Psychoanalytiker in die Kur mitbringen muss. Für den Analysanden gilt: Um Horizonte öffnen zu können, muss er offene Horizonte erfahren können, in die hinein er sich entfaltet oder die er mit entfalten kann. Um die eingespielten Wahrnehmungen, Gedanken und Gefühle negieren, einklammern zu können, muss er sicher sein können, dass der Analytiker ihm erlaubt, sich zu hinterfragen. Um an sich im Sinne einer permanenten Realisierung der eigenen Persönlichkeitslatenzen arbeiten zu können, muss er einen Entwicklungsfreiraum haben oder eingeräumt bekommen. Um Ausgeschlossenes einbinden zu können, muss er vom Gegenüber die Freiheit eingeräumt bekommen, über das Ausgeschlossene nachzudenken und es umzuwerten. Schließlich muss er oder sie die Zeit erhalten und zur Verfügung gestellt bekommen, die eine lautlose Veränderung braucht.

Es sind dies besondere Merkmale des Anderen als einer Person, die diejenigen, die im ersten Teil beschrieben worden sind, für die therapeutische Situation präzisieren – sie sind unverzichtbar, nicht nur wenn es um das Verstehen, sondern auch, wenn es um das Verstehenwollen geht. Mit François Jullien war von Disponibilität und Allusivität gesprochen worden, die die Haltung auch des Anderen in der Therapie charakterisieren. Zur Verfügung stehen mit Zeit und Aufmerksamkeit, einen Freiraum zur Verfügung stellen, das sind die Bedingungen, die der Andere, der Gesprächspartner, der Therapeut erfüllen muss, um die Suche nach dem Verstehen, den Wunsch nach dem Verstehen zu fördern. Aber diese Anforderungen an den Anderen bleiben unvollständig; die Rolle des Anderen ist nicht erschöpfend beschrieben dadurch, dass er gewährt, dass er schützt und fördert. Es reicht nicht, dass der Analytiker toleriert, dass der Analysand verstehen will, und auch nicht, dass er versucht, ihn zu verstehen, sodass der Analysand diese beim Therapeuten erfahrene Verstehensabsicht für sich übernehmen, sich damit identifizieren kann. Verstehenwollen, der Wille, zu verstehen, entsteht aus dem Willen, einander zu verstehen, und zwar: einander miteinander zu verstehen – miteinander zu verstehen, was man miteinander macht und herstellt. Verstehenwollen ist in intersubjektiver Hinsicht ein Prozess des Miteinander-Umgehens und der Reflexion dessen, was man miteinander tut und lässt. Die Psychoanalyse hat dieses »Einander-miteinander verstehen-Wollen« bloß methodisch ausgebaut und zur therapeutischen Technik fortentwickelt.

Verstehen zu wollen setzt die Bereitschaft voraus, sich einzulassen, sich zu verwickeln – um sich miteinander zu entwickeln.

Jede therapeutische Begegnung geht aus von solchen »verfehlten Begegnungen«: »Der psychoanalytische Prozess [...] handelt von Beziehungsgeschichten, aus Kindheitsmustern, aktuellen Begegnungen und verfehlten Begegnungen und insbesondere therapeutischen Beziehungsmustern, die wiederum zu neuen Nichtbegegnungen werden können, aber nicht so bleiben müssen, sondern über die Reflexion in Übertragung und Gegenübertragung auch zu Begegnungen durch die Nichtbegegnung hindurch führen können, die ebenso wirklich sind wie die Nicht-Begegnungen zuvor: [...] aus dem Nicht-Sein in seiner dynamischen, zeitlichen Form (mae on), aus der Nichtbegegnung, der verfehlten Begegnung, der Dystychia (J. Lacan), entsteht eine Begegnung, gelingt etwas (tynchanein, Eutychia), das nicht nur Zerstörung ist« (Warsitz, 2010, S. 214).

Sich auf eine risikoreiche Beziehung einzulassen, die es erlaubt, die verfehlten Begegnungen zu erleben, zu durchleben und vielleicht auch zu verändern – das ist die Formel, die als unverzichtbare Ergänzung dient, um die Funktion des Anderen im Prozess des Verstehenwollens in der Psychoanalyse – und vielleicht nicht nur dort – zu umschreiben.

Literatur

Angehrn, E. (2010). Sinn und Nicht-Sinn. Das Verstehen des Menschen. Tübingen: Mohr Siebeck.

Arbeitskreis OPD (2014). OPD-2 – Operationalisierte Psychodynamische Diagnostik. Das Manual für Diagnostik und Therapieplanung (3. Aufl.). Göttingen: Hogrefe.

Arendt, H. (1971/1998). Vom Leben des Geistes. München: Piper.

Balint, M. (1952). New beginning and the paranoid and depressive symptoms. International Journal of Psychoanalysis, 33, 214–224.

Bedorf, T. (2003). Dimensionen des Dritten. Sozialpolitische Modelle zwischen Ethischem und Politischem. München: Fink.

Benedetti, G. (1992). Psychotherapie als existentielle Herausforderung. Die Psychotherapie der Psychose als Interaktion zwischen bewussten und unbewussten psychischen Vorgängen und zwischen imaginativ bildhaftem und einschichtig begrifflichem Denken. Göttingen: Vandenhoeck & Ruprecht.

Benjamin, J. (1993). Phantasie und Geschlecht. Studien über Idealisierung, Anerkennung und Differenz. Basel u. Frankfurt a. M.: Stroemfeld.

Bion, W. R. (1967). Second thoughts. Selected papers on psychoanalysis. London: Heinemann.

Bion, W. R. (1990). Lernen aus Erfahrung. Frankfurt a. M.: Suhrkamp.

Brecht, B. (1951). Legende von der Entstehung des Buches Taoteking auf dem Weg des Laotse in die Emigration. In: Hundert Gedichte. Berlin u. Weimar: Aufbau.

Brecht, B. (1971). Me-Ti. Buch der Wendungen. Frankfurt a. M.: Suhrkamp.

Britton, R., Steiner, J. (1994). Interpretation: Selected fact or overvalued idea? International Journal of Psychoanalysis, 75, 1069–1078.

Bürgin, D., Klitzing, K. von (2001). Triadische Kompetenz: Ressource für die psychische Entwicklung. In W. Bohleber, S. Drews (Hrsg.), Die Gegenwart der Psychoanalyse – die Psychoanalyse der Gegenwart (S. 519–533). Stuttgart: Klett-Cotta.

Busch, K. (2004). Geschicktes Geben. Aporien der Gabe bei Jacques Derrida. München: Wilhelm Fink.

Cassirer, E. (1944/1966). Versuch über den Menschen. Einführung in eine Philosophie der Kultur. Hamburg: Meiner.

Cicero, M. T. (1966). Laelius. Über die Freundschaft. München: Heimeran.

Dante, A. (2012). Commedia: Kassette mit zwei Bänden: I. Commedia. In deutscher Prosa von K. Flasch. Frankfurt a. M.: Fischer.

Derrida, J. (1993). Falschgeld. Zeit geben I. München: Wilhelm Fink.

Derrida, J. (2000). Politik der Freundschaft. Frankfurt a. M.: Suhrkamp.

Dolittle, H. (1974). Tribute to Freud: Writing on the wall; Advent. Boston: Godine.

Engelhardt, T. (1998). Solidarität: Postmoderne Perspektiven. In K. Bayertz (Hrsg.), Solidarität. Begriff und Problem (S. 430–452). Frankfurt a. M.: Suhrkamp.

Fischer, G., Riedesser, P. (1998). Lehrbuch der Psychotraumatologie. Berlin: Springer.

Freud, S. (1895). Entwurf einer Psychologie. GW, Nachtragsband. Frankfurt a. M.: Fischer.

Freud, S. (1900a). Zur Psychologie der Traumvorgänge. In: Die Traumdeutung. GW II/III. Frankfurt a. M.: Fischer.

Freud, S. (1905e). Bruchstücke einer Hysterie-Analyse. GW V (S. 161–286). Frankfurt a. M.: Fischer.

Freud, S. (1912e). Ratschläge für den Arzt bei der psychoanalytischen Behandlung. GW VIII (S. 376–387). Frankfurt a. M.: Fischer.

Freud, S. (1913k). Das Interesse der Psychoanalyse für die nicht psychologischen Wissenschaften. GW VII (S. 403–420). Frankfurt a. M.: Fischer.

Freud, S. (1915b). Zeitgemäßes über Krieg und Tod. GW X (S. 325–355). Frankfurt a. M.: Fischer.

Freud, S. (1916/1917a). Vorlesungen zur Einführung in die Psychoanalyse. GW XI. Frankfurt a. M.: Fischer.

Freud, S. (1920g). Jenseits des Lustprinzips. GW XIII (S. 3–69). Frankfurt a. M.: Fischer.

Freud, S. (1923b). Das Ich und das Es. GW XIII (S. 235–290). Frankfurt a. M.: Fischer.

Freud, S. (1925h). Die Verneinung. GW XIV (S. 9–16). Frankfurt a. M.: Fischer.

Freud, S. (1937c). Die endliche und die unendliche Analyse. GW XVI (S. 57–99). Frankfurt a. M.: Fischer.

Freud, S. (1937d). Konstruktionen in der Analyse. GW XVI (S. 43–56). Frankfurt a. M.: Fischer.

Freud, S., Breuer, J. (1895d). Studien über Hysterie. GW I (S. 75–312). Frankfurt a. M.: Fischer.

Gadamer, H. G. (1960). Wahrheit und Methode. Tübingen: Mohr Siebeck.

Gadamer, H. G. (1993). Wahrheit und Methode – Ergänzungen, Register (2. Aufl.). Tübingen: Mohr Siebeck.

Green, A. (1993). Le travail du négatif. Paris: Edition de minuit.

Grotstein, J. S. (2000). Notes on Bion's »memory and desire«. Journal of the American Academy of Psychoanalysis, 28 (4), 687–694.

Hegel, G. W. F. (1807/1970). Phänomenologie des Geistes. Frankfurt a. M.: Suhrkamp.

Heidegger, M. (1990). Unterwegs zur Sprache. Pfullingen: Neske.

Heinrich, K. (1982). Versuch über die Schwierigkeit, nein zu sagen. Basel u. Frankfurt a. M.: Stroemfeld/Roter Stern.

Joseph, B. (1985). Tranference: The total situation. The International Journal of Psychoanalysis, 66, 447–454.

Jullien, F. (2005). Schattenseiten. Vom Bösen oder Negativen. Zürich u. Berlin: Diaphanes.

Jullien, F. (2012). Cinq concepts proposés à la psychanalyse. Paris: Grasset.

Kahlenberg, E. (2010). Aus den Augen – noch im Sinn? Vom Selbst in Anderen. Psyche – Zeitschrift für Psychoanalyse und ihre Anwendungen, 64, 69–85.

Kernberg, O. (1980). Internal world and external reality. Object relations theory applied. New York: Aronson.

Klein, M. (1945/1975). The Oedipus complex in the light of early anxieties. In: The writings of Melanie Klein, Vol. 1, Love, guilt & reparation. London: The Hogarth Press.

Klüwer, R. (1995). Studien zur Fokaltherapie. Frankfurt a. M.: Suhrkamp.

Krämer, S. (2001). Sprache, Sprechakt, Kommunikation. Frankfurt a. M.: Suhrkamp.

Kristeva, J. (1978). Die Revolution der poetischen Sprache. Frankfurt a. M.: Suhrkamp.

Kristeva, J. (1990). Fremde sind wir uns selbst. Frankfurt a. M.: Suhrkamp.

Küchenhoff, J. (2008). Tertium datur: zur dialektischen Vermittlung von Eros und Thanatos in der Anerkennung von Differenz. Psyche – Zeitschrift für Psychoanalyse und ihre Anwendungen, 62, 476–497.

Küchenhoff, J. (2012a). Das psychoanalytische Gespräch als Austausch von Worten oder als Gabe. In E. Angehrn, J. Küchenhoff (Hrsg.), Macht und Ohnmacht der Sprache. Philosophische und psychoanalytische Perspektiven (S. 114–136). Weilerswist: Velbrück Wissenschaft.

Küchenhoff, J. (2012b). Körper und Sprache. Theoretische und klinische

Beiträge zu einem intersubjektiven Verständnis des Körpererlebens. Gießen: Psychosozial.

Küchenhoff, J. (2012c). Perspektiven produktiver und destruktiver Negativität – ein psychoanalytischer Versuch. In T. Storck (Hrsg.), Zur Negation der psychoanalytischen Hermeneutik (S. 61–72). Gießen: Psychosozial.

Küchenhoff, J. (2012d). Psychose. Gießen: Psychosozial.

Küchenhoff, J. (2013). Der Sinn im Nein und die Gabe des Gesprächs. Weilerswist: Velbrück Wissenschaft.

Küchenhoff, J. (2015). Das Verstehen-Wollen. Hermeneutische und psychoanalytische Gedanken. In M. Fischer, B. Wirz (Hrsg.), Leben verstehen. Zur Verstrickung zweier philosophischer Grundbegriffe (S. 191–205). Weilerswist: Velbrück Wissenschaft.

Küchenhoff, J., Strasser, P. (2010). Die Stimme – das Singen – das Erzählen: die Entwicklung des intermediären und interaktionellen Raumes. In Jahrbuch Literatur und Psychoanalyse, »Kindheiten« (S. 57–71). Würzburg: Königshausen & Neumann.

Lacan, J. (1956/2007). Die Objektbeziehung. Seminar IV. Wien: Turia und Kant.

Lacan, J. (1964/1978). Die vier Grundbegriffe der Psychoanalyse. Seminar XI. Freiburg: Walter Olten.

Lacan, J. (1975a). Das Spiegelstadium als Bildner der Ichfunktion. Schriften 1 (S. 61–70). Frankfurt a. M.: Suhrkamp.

Lacan, J. (1975b). Funktion und Feld des Sprechens und der Sprache in der Psychoanalyse. Schriften 1 (S. 71–170). Frankfurt a. M.: Suhrkamp.

Lacan, J. (1980). Einführung zum Kommentar zu J. Hyppolite über die Verneinung bei Freud. Schriften III (S. 179–191). Freiburg: Walter Olten.

Lacan, J. (1986). Seminar XX. Encore (1972–1973). Weinheim u. Berlin: Quadriga.

Loch, W. (1993). Deutungs-Kunst. Dekonstruktion und Neuanfang im psychoanalytischen Prozeß. Tübingen: Edition discord.

Lorenzer, A. (1974). Die Wahrheit der psychoanalytischen Erkenntnis. Frankfurt a. M.: Suhrkamp.

Mauss, M. (1950/1990). Die Gabe. Form und Funktion des Austauschs in archaischen Gesellschaften. Frankfurt a. M.: Suhrkamp.

McDougall, J. (1989). Theater des Körpers. Ein psychoanalytischer Ansatz für die psychosomatische Erkrankung. München u. Wien: Verlag Internationale Psychoanalyse.

Money-Kyrle, R. (2015). The collected papers. Ed. D. Meltzer/E. O'Shaughnessy. London: Karnac Books.

Nietzsche F. (1966). Menschliches, Allzumenschliches. Werke in drei Bänden, Bd. 1 (S. 435–1009). München: Hanser.
Ogden, T. (1994). The analytic third: Working with intersubjective clinical facts. The International Journal of Psychoanalysis, 75, 3–19.
Ogden, T. (1997). Some thoughts on the use of language in psychoanalysis. Psychoanalytic Dialogues, 7, 1–21.
Pietzcker, C. (1983). Brechts Verhältnis zur Psychoanalyse. In W. Schönau (Hrsg.), Literaturpsychologische Studien und Analysen (S. 275–317). Amsterdam: Rodopi.
Richter, H.-E. (1968). Lernziel Solidarität. Reinbek: Rowohlt.
Ricoeur, P. (1990). Soi-même comme un autre. Paris: Edition du Seuil.
Schafer, R. (2000). Reflections on thinking in the presence of others. The International Journal of Psychoanalysis, 81, 85–96.
Sohni, H. (1995). Horizontale und Vertikale – Die Bedeutung der Geschwisterbeziehung für Individuation und Familie. In K. Ley (Hrsg.), Geschwisterliches. Jenseits der Rivalität. Tübingen: Edition diskord.
Stosch, K. von (2018). Theodizee (2. Aufl.). München: UTB.
Waldenfels, B. (1990). Der Stachel des Fremden. Frankfurt a. M.: Suhrkamp.
Waldenfels, B. (1997). Topographie des Fremden. Frankfurt a. M.: Suhrkamp.
Waldenfels, B. (2002). Bruchlinien der Erfahrung. Phänomenologie, Psychoanalyse, Phänomenotechnik. Frankfurt a. M.: Suhrkamp.
Waldenfels, B. (2006). Grundmotive einer Phänomenologie des Fremden. Frankfurt a. M.: Suhrkamp.
Warsitz, R. P. (2010). Verfehlte Begegnungen. Versuch einer Verständigung über Unverständliches. Schweizer Archiv für Neurologie und Psychiatrie, 161, 209–215.
Warsitz, R.-P., Küchenhoff, J. (2015). Psychoanalyse als Erkenntnistheorie – psychoanalytische Erkenntnisverfahren. Stuttgart: Kohlhammer.
Winnicott, D. W. (1953). Transitional objects and transitional phenomena – a study of the first not-me possession. The International Journal of Psychoanalysis, 34, 89–97.